媽媽抗癌失敗了

如果時間重來，我希望做到的那些事

招名威——著

目錄

序一

找對醫師，用對治療方法與藥物，才能成功抗癌

台灣大學生命科學院生化科技系教授　**許瑞祥**

近日，名威又有新著作完成，請我先睹為快。

初看本書內容，似作者回憶與母親互動故事的小說，呈現子欲養而親不待的遺憾。再看時發現，其實是名威經喪母之痛後，冷靜回想寫下的科普文章。他仔細思量，找尋母親罹癌的成因，是賢妻良母的長期焦慮、職場裡的壓抑，或是為樽節開支使用廉價器具，亦或是食用過期或回鍋食物等，多項原因相互作用造成的慢性毒害，終成大患。

從她退休後的久病不癒，到被判定罹患胰臟癌，人生的後半段以苦難開場，雖然顛沛卻能感受到親情溫暖。

癌症治療通常從手術開始，招媽媽被切除了部分的胃、胰臟、小腸、十二指腸、膽囊，可疑的部分全都摘除了，但人也變了樣，無法再回復正常生活。當再要對抗復發的癌細胞時，也就只能讓醫師按部就班的照表操課。受苦的是病人，折磨的是家人，作者以親身經歷過的切身之痛，探討癌症的成因與抗癌時的艱辛，此情雖已成追憶，但當時的確是惘然。

只有長在對的位置，找對醫師，用對治療方式與藥物，才有可能從泥淖裡脫困。抗癌成功只是曾經擁有的成果，想要天長地久，除了脫胎換骨徹底改造再世為人外，最多就只能努力與癌共存了。沒有奇蹟，才是多數癌症病患及其家屬所經歷的過程。

作者主張癌症最好的治療方法，就是治已病於未病，在被癌症找上之前，杜絕各種可能誘發癌症的因素，也就是預防勝於治療的早期佈署。這也是讓名威活在當下，努力著述宣揚防毒、避毒觀念，能讓大家都能趨吉避凶、遠離癌症的動力。

在本書裡屢屢被提到的靈芝蛋白，其實是我們發現的小孢子靈芝免疫調節蛋白質gmi。二〇二一年才通過台灣食品原料安全審查。在此之前，雖然有足夠的科學證據支持，但是囿於法規，一直沒有對外宣揚，導致諸多親友的遺珠之憾。我忝為本書作序，也要不留遺憾的成為我自己。更願將此項產品公諸於世，盼與有緣人共同努力，讓癌症不再是絕症。

序二

揭開結痂的傷口，面對傷痛，療癒心靈

台灣大學生命科學院生化科技系名譽教授 **黃青真**

這是一本賺人熱淚的書！

作者招名威教授強忍著悲痛，重新回想，寫出母親離癌及治療過程的點點滴滴，並憶及成長過程與母親的互動，在在令人感動。寫作過程，彷彿把已經結疤的傷口，強行挖開，重新經歷傷痛的過程，真是令人感佩！對同樣經歷這種傷痛的讀者，相信本書能引起共鳴，從而緩解傷痛，療癒心靈。

癌症這個「沉默」的殺手，四十多年來一直名列我國十大死因第一位。

所謂「沉默」，是因其常於體內經過長期的醞釀，此時期並未造成人體機能的明顯改變，無法感知其存在以及早治療。等到感覺不舒服而求醫時，往往已進入難以治療的末期或晚期。所以癌症又有「絕症」之稱。

數十年來，癌症相關研究一直是醫學研究的主流，至今我們雖未能了解癌症的成因，也無法完全治癒所有病人，卻也已發展出許多早期偵測及治療之方法，改善了癌症病人的五年存活率。早期發現，是癌症治療效果最好的時期。因此，定期做常見癌症的篩檢，是公共衛生的重要政策。台灣也已推行多年。

除此之外，世界癌症基金會（World Cancer Research Fund）與美國癌症研究所（American Institute of Cancer Research）長期共同持續研究癌症預防策略，根據實證資料，提出下列飲食、活動與癌症預防的建議：

1. 維持健康體重

2. 身體要多活動

世界癌症基金會

3. 每日飲食應以全穀、蔬菜、水果及豆類占大部分
4. 限制速食
5. 限制紅肉及加工肉品
6. 減少含糖飲料
7. 限制酒精飲料
8. 勿靠膳食補充劑來防癌
9. 盡量以母乳哺餵嬰兒

值得注意的是，體重過重與肥胖，已被確認為多種癌症之危險因子。而體重過重與肥胖的盛行率，在台灣也一直不斷飆升，令人十分憂心，也是公共衛生政策的一大挑戰，值得大家注意。

序三

持續推廣毒理教育，將小愛化成大愛

台灣癌症基金會副執行長　**蔡麗娟**

過去我對招名威教授的認識，就是權威的毒理學專家，每每出現毒物學的相關議題，招教授的論述和觀點，常是媒體引述的參考。有別於之前有關毒物學的著作，招教授的這本書，寫的是陪伴罹患胰臟癌的母親，從確診、治療、抗癌、復發、安寧照護，到母親走完人生的全紀錄。

看完整本書，我發現自己眼眶濕濕的，深刻感受到招教授對母親深藏的那份愛。或許在陪伴的當下，因為怕母親難過，所以沒有完全表達。但是回憶從小和母親的生活點滴，滿滿的思念貫穿全書，令人動容。雖然母親抗癌失敗，既是人子又是毒理學專家的他，內心還是一直想著：如果時間可以重來，我還可以做哪些事？

作者針對孩提時期，母親因勤儉持家，進而養成許多習以為常卻不見得正確的生活習慣，做了回顧和省思，相當具有啟發性。其實這些習慣也是很多人的日常，像是以為把東西放進冰箱，就可以常保新鮮的迷思、發霉食物的處理、加熱容器的使用及材質的選擇、蛋白質攝取的重要性、熱量攝取的正確觀念、過度防曬所導致的維生素D不足，以及嚴以律己、不服輸且要求完美的人格特質，所帶來的情緒壓力，這些容易被輕忽的生活習慣和心態，其實已經在不知不覺中，增加了對健康的危害和罹癌的風險。

招教授想要傳達的是，只有透過健康無毒的生活方式，不要被癌症找上門，才是健康的王道。

而後母親癌症復發，招教授積極為她安排各種療程，從細胞療法到免疫療法（免疫檢查點抑制劑），失敗後再加進放射線治療，最後，母親自己選擇接受化學治療。招教授因為具有生物科技背景，在面對至親攸關生死的治療選擇時，除了學理的考量，關於親情、理性與專業之間的糾結與掙扎、如何適時表達對母親的愛，讓她得到更多的安慰，不要留下遺憾等等，在本書中也有深刻著墨。事實上，這也是一個可以讓許多癌友和癌友家屬產生共鳴的課題。

我相信，不管是癌友、癌友家屬，甚至是一般民眾，在閱讀本書時，都會有不同的收穫和啟發。而招教授也提醒所有人，要珍惜眼前和親人相處的幸福，想說的話、想做的事，就要去落實，不要在生命急轉處徒留遺憾。

母親離世後，招名威教授希望在往後的職涯，致力推動健康無毒的觀念，深耕毒物教育，這是他對母親愛的延伸，在此，我給予深深的祝福和期待！

自序

如果時光倒流，我希望能跟老媽好好道別

其實我老早就把這本書的架構完成了，但真的要著手去完成這本書真的好難，特別是要去把腦海中種種抗癌失敗的記憶挖出來，需要很大的勇氣。

兩年過去了，這世界發生了很多事情，有人說疫情改變了世界，但有些事情是你雖然沒看到，它卻一直在發生，就像生老病死，尤其是癌症這件事，始終都默默的在進行著，並不會因為誰打了疫苗，或是病毒突變到第幾代而有所改變。

市面上的書籍不斷在告訴我們：癌症不可怕、抗癌成功十大秘訣、這麼吃就可以預防癌症，但實際上並非如此，因為大部分的抗癌戰役都以失敗作

收。特別是面對媽媽罹患的俗稱「沉默殺手」的胰臟癌，我完全無計可施，看著細胞療法、免疫療法、食療、熱療、放療，到最後的化療，媽媽的抗癌之路可說是兵敗如山倒。

我所接受的專業訓練，確實讓我比一般人更容易理解各項檢查影像、數據所代表的意義，然而，越積極找醫生討論病情，就越看清自己的無能為力，轉過頭面對媽媽時，因為不忍心讓她擔心受怕，還要佯裝病情發展都在控制中，鼓勵她繼續努力。

就算人前是個美國認證的毒物專家，在陪伴的過程中，我終究還是兒子，面對媽媽罹癌，心中還是充滿了很多對治療的失望、無助和欺騙媽媽的謊言，打得我完全無力招架。

畢竟這是胰臟癌，我從一開始就知道贏的機率不大，但還是答應媽媽，一定會找最好的資源把她醫好。然而，我終究還是只能接受失敗，過程中就連與時間賽跑都跑輸，現在回想起來，腦海中浮現的多半不是遺憾，而是不捨。

媽媽一生愛美，除了做化療的時候還敷臉美白外，節食控制也成了習慣，身高一五五公分的她，一輩子體重沒超過四十一公斤。後期媽媽骨瘦如柴，接受化療後，體重更暴降到只剩三十六公斤。看著媽媽備受癌症折磨的身體，每天在病房陪她，想多聊什麼都不知道是對是錯。也因為媽媽很膽小，不敢談論死亡，而且也和多數癌症病人一樣悲觀，我深怕任何安慰都會引發媽媽的負面情緒。

與其說有什麼事是沒有做的，倒不如說我一直都太理性，沒有勇氣更直接去溫暖即將失去溫度的媽媽，也沒能夠以幽默話語打破被死亡籠罩、冰冷且凝重的氛圍，感覺就是在逃避死亡這個話題。那段時間，我就只敢在獨自開車、四下無人時聽著鄧紫琪的〈倒數〉，還故意把音樂開到最大，大到可以蓋過我的哭聲，甚至到進家門前還硬是不留淚痕，深怕也讓老爸難過。

最後讓我徹底臣服於生命之流的，是一根小小的引流管。

由於癌細胞轉移至媽媽的肝臟，醫生建議裝設引流管排除嚴重的腹水。這根引流管雖然排除了腹水，但這場手術彷彿用盡了媽媽對疼痛的忍耐力，狀況從此急轉直下，撕心裂肺的疼痛不僅讓媽媽身體承受極大痛苦，彌留也緊跟著來了。

大概十月初，醫生把我們找到小會議室裡，建議我們走安寧治療。但，那一次的會議，我逃避了，我早猜到那天醫生要跟我們說什麼，我沒有勇氣去面對這個「第一手消息」。之後，在三總安寧病房，媽媽不再進行積極治療，高劑量嗎啡止痛藥緩解了她的疼痛，或許因為獲得平靜，原先醫生預計只剩下一週的時間，反而緩緩地延續了三個禮拜。離開前的兩、三天，媽媽突然有精神可以與我們說說話，最後，在十一月初的傍晚離開，這是一個一開始就知道的結局。

經歷了媽媽的離世，我才真正體認到生命的脆弱，是再多專業學識也無法解的難題。沒有人希望面對死亡，但它就是這麼猝不及防，如果要抱怨什麼，我只會說沒有太多時間好好道別，當時如果能夠多一些心靈層面的溝通，或許會更圓滿。

終究，我還是個毒物專家，如果時光再重來一次，我還是會窮盡一切去拚。回想這一趟抗癌失敗之旅，過程從力圖扭轉病程到順服命運的安排，原來我的專業不需要證明給其他人看，因為我已經看到媽媽最後對自己的依賴，足夠了！

即使最後奇蹟沒有出現，逝去的一切絕不會只停在我的心中，我想將這一路上的經驗分享給大家，讓更多人知曉對應胰臟癌的過程，以及家人陪伴的心路歷程。

第1章

另一個版本的「退休後第二人生」

看到最愛的兒子成家立業後，
媽媽扛了多年的重擔總算能夠稍稍放下，
所以她選擇退休，期待開啟人生下半場。
當時老媽和老爸都還算年輕，感覺身體也很硬朗，
等在前方的生活必定愜意而自在，
一切看來是那麼美好！

當時，我們全家都是這樣想的。

一直到老媽生病之前，我幾乎不曾想過「死亡」這個議題，或許是潛意識認為死亡離我很遙遠，根本還不到需要思考這件事情的時候。

一個轉念，發現壺腹上的癌細胞

媽媽孜孜矻矻的在中原大學會計室任職超過四十年，直到屆滿六十五歲才退休。辛苦了大半輩子的她，打算展開夢想已久的第二人生，我們全家都很為她高興。

不料，退休後沒多久，媽媽就經常感到身體不適，除了長期失眠的問題日益嚴重，還很容易感冒，每次只要傷風著涼，就要拖上好多天才能復原，再不然就是三不五時莫名發燒，而且總是久久不退，讓她深感困擾。

雖然說起來都不是什麼嚴重的問題，但類似情況一再發生，去診所就醫，醫生也都說沒什麼問題，但老媽的生活品質卻愈來愈糟。

直到有天，老爸隨口跟我提到：「你媽這樣三不五時就發燒也不是辦法。而且她怎麼老是吃不胖呢？明明很努力增加飯量了，好像反而愈吃愈瘦。」聽到老爸這麼說，我突然有種不妙的預感，彷彿有道黑影從眼前一閃而過。

當下我無意識的甩了甩頭，急忙在心裡跟自己說：「媽媽才剛退休，正要開始和爸爸過好日子。兩老現在沒事就開車兜風，天氣好的時候，還會一起到戶外散步郊遊，再加上孫子出生，老媽終於能夠含飴弄孫享清福，家裡經濟也比以前寬裕不少，應該沒有什麼讓老媽煩心的事了。尤其是退休後，沒了工作壓力，老媽比以前輕鬆多了，身體應該沒什麼問題才對。」

雖然這麼告訴自己，但因為老媽莫名發燒的頻率愈來愈高，再加上明明吃得比以前多，可是體重卻不增反減，在在都讓我們覺得有些不太對勁。這樣的情況反覆出現好一陣子後，我和爸爸決定帶媽媽去大型醫院掛號，安排比較仔細的檢查，希望能找出具體原因，對症下藥。

陪老媽去醫院檢查前，我深感不安，不斷在心裡暗自推敲。我判斷媽媽的健康問題大致不出兩種可能性：一是內分泌失調，這算是比較幸運的情況；至於另一種可能性，就是長了腫瘤，得了癌症，萬一不幸是這個結果，那麼問題就嚴重得多。

看了檢查報告，我的猜測果然沒錯。但很遺憾的是，媽媽抽中的是比較不幸運的那張籤，而且還是籤王——媽媽的壺腹長了腫瘤，她得了胰臟癌。

原本老媽的退休生活，應該是那樣平淡又幸福的版本

早在我出生之前，媽媽就已經在中原大學工作。她是個認真細心，使命必達，凡事力求完美又責任感爆棚的財務專業人員，總是期許自己「好還要

更好」。再加上曾經有好幾年，媽媽必須一肩扛起家中的經濟重擔，為了讓家人安穩生活，她就這麼義無反顧又全力以赴的在學校工作了四十多年。

二〇〇九年，辛苦了一輩子的老媽，終於等到唯一的兒子完成學業，取得美國博士學位，回台灣定居就業，順利進入中原大學任教。

最愛的兒子成家立業後，媽媽扛了多年的重擔總算能夠稍稍放下，所以她選擇退休，期待開啟人生下半場。當時老媽和老爸都還算年輕，感覺身體也很硬朗，等在前方的生活必定愜意而自在，一切看來是那麼美好！

當時，我們全家都是這樣想的。

如果不是因為抽中籤王，生命的轉彎處來得又急又無情，我想媽媽退休後期望開展的第二人生，應該是過上她內心嚮往的那種所謂「典型的家庭主婦生活」，燒燒好菜、種種盆栽，甚至做她拿手的裁縫。

媽媽是個很擅長理家的賢妻良母，即使工作經常加班，甚至有幾年的時間，每日工作加上來回通勤，動輒超過十二小時，她還是能擠出空檔，把家裡打掃得窗明几淨，一塵不染。她喜歡、也擅長料理烹煮，為了我的健康著想，也為了節省開銷，媽媽總是盡可能幫家人準備三餐，所以從小我幾乎沒什麼機會外食。

媽媽很喜歡蒔花弄草，記得我們住在中壢透天厝的那幾年，媽媽總會順應季節變化，在小小的院子裡，種些她喜歡的植栽花草，播種、翻土、澆花、修剪……，只要看到親手種植的盆栽慢慢成長，媽媽都會露出既滿足又喜悅的笑容。

雖說我們家已經過了需要老媽相夫教子的階段，但她不忘充分發揮操持家務的優異天份，把家裡布置得舒適怡人又別有情調，讓全家人在外工作奔波後，回到家能夠全然釋放壓力，好好休息放鬆。而且，她也不必再為了家中經濟煩惱，可以閒來無事，含飴弄孫，享享清福。

我真的好希望媽媽退休後的第二人生，是這麼平淡又幸福的版本。

從懷疑、不安，到確診

老媽是個極為愛美的女性，自律甚嚴的她，一向嚴格控制體重，偏偏她又不愛運動，所以維持體重的方式只有節食一途。除了懷孕期間，她一生最胖的時候，也只有四十一公斤，搭配一五五公分的身高，無論站在我或是老爸身邊，都顯得十分嬌小。

由於我的所學專業與人體健康相關，所以早在她退休前，我就常常叨唸，要她多吃一點，想辦法多長一點肉。特別是有了一定年紀的人，太瘦容易缺乏足夠的修復能量，萬一哪一天身體出了狀況，無論是生病或是受傷，都可能大幅延緩身體復原的速度，對健康絕對不是好事。

只是無論我怎麼勸說，老媽始終不為所動，她堅持要保持纖瘦苗條的身形，對她來說，擁有美麗的外表比任何事都重要，加上她已習慣少吃，所以一直到她退休前，我從來沒見過她一餐吃超過半碗飯，她的飯碗裡，永遠都只裝了一半，甚至更少的飯量。

退休之後，媽媽經常莫名發燒，而且動不動就感冒，每次一感冒，總是拖了很久才能完全康復，但經常是好沒幾天又再次感冒。一而再的生病，家人難免擔心，後來我才想到，媽媽有可能是因為熱量攝取不足，特別是蛋白質不夠，所以免疫力低下，容易導致身體不正常發炎，才會三天兩頭就發燒。反覆生病的確很痛苦，所以老媽在我軟硬兼施、苦口婆心的勸說下，終於勉為其難的願意多吃一點。

奇怪的是，在老媽開始努力加餐飯之後，她的體重並沒有因為攝取的熱量增加而跟著上升，甚至還略為減少，這讓老爸覺得很奇怪，問我為什麼老媽明明吃得比較多了，體重卻不升反降，也是因為老爸的這個疑問，我才覺得有些不對勁，終於拉著老媽去大醫院進行詳細的檢查。

我還記得去醫院檢查那一天，我們同時預約了兩個門診，到了醫院後，先去風濕免疫科報到，檢查是不是內分泌的問題。醫生問完診之後，告訴我們媽媽莫名發燒的症狀，與風濕免疫的關聯性很低。因為媽媽雖然有體重下降的傾向，但她一直是偏瘦體質，所以也不能算是突然間暴瘦。基於種種跡象判斷，媽媽的身體應該不是內分泌出了問題，於是我們便轉去血液腫瘤科再做檢查。

血液腫瘤科的醫生先為媽媽安排了抽血檢驗，結果發現媽媽的癌指數偏高。但這個數據只能判斷媽媽可能得了癌症，卻無法確知罹患的是哪一種，所以必須進一步安排斷層掃描等其他更詳盡的檢查。

陪媽媽去醫院檢查時，我心裡很是不安，一直暗自祈禱，希望不要是癌症；但另一方面，媽媽愈吃愈瘦、莫名發燒等症狀，無論是根據醫學常識，或是我的所學與專業，都讓我很難不往壞的方向想，因為媽媽這些不明和不適的情況，都是癌症患者常有的症狀。

進一步檢查後，醫生宣告媽媽得了胰臟癌。

西方醫學不斷發展，現今癌症的治療已有許多突破，有些癌症早已不是不治之症，完全康復的例子時有所聞。即使無法全身而退，可控程度也大幅提升，甚至可以被當成是一種慢性病來處理。但胰臟癌例外，它是眾多癌症中，讓人聞之喪膽的大魔王，治療的難度和死亡率都偏高，老媽的運氣真是不太好。

確知老媽得了胰臟癌的第一時間，全家都有些驚慌失措，唯獨老媽異常冷靜。以往，每次遇到問題，老媽總會急著想搞清楚狀況，希望獲得更多資訊，但這次她卻一反常態，看起來若無其事。但媽媽的反應愈是平淡，我們愈能感受到她強烈的恐懼和無助。

唯一值得慶幸的是，媽媽的病算是發現得早，長在壺腹的腫瘤，粗判只有不到一公分大小，醫生說看起來情況還好，只要開刀割除腫瘤，後續應該不會有什麼問題。這算是不幸中的大幸，讓我們鬆了一口氣。

壺腹是位在肝臟後方的一個三不管地帶，串連了上方的胃，下方的小腸、胰臟、膽囊等器官。由於壺腹是連接這些消化器官的橋樑，所以有很多營養都集中在此，這也是為什麼許多胰臟癌患者，都會產生短期內體重明顯下降，整個人暴瘦的共同症狀，因為聚集在壺腹的營養，都被癌細胞攔截吃掉了。

其實，早在媽媽剛開始不斷發燒，一般診所的診察都找不出具體原因時，我們就曾經到腎臟科門診就診。只是，從檢查結果看起來，腎臟一切正常，所以只能回家自行調養，等到後來去大醫院的血液腫瘤科抽血檢驗後，才發現癌指數偏高。但從最初不時就莫名發燒，到最後真正確定得了胰臟癌，也已經過了大半年。

第2章

看似「平常」的生活習慣，或許並不「正常」

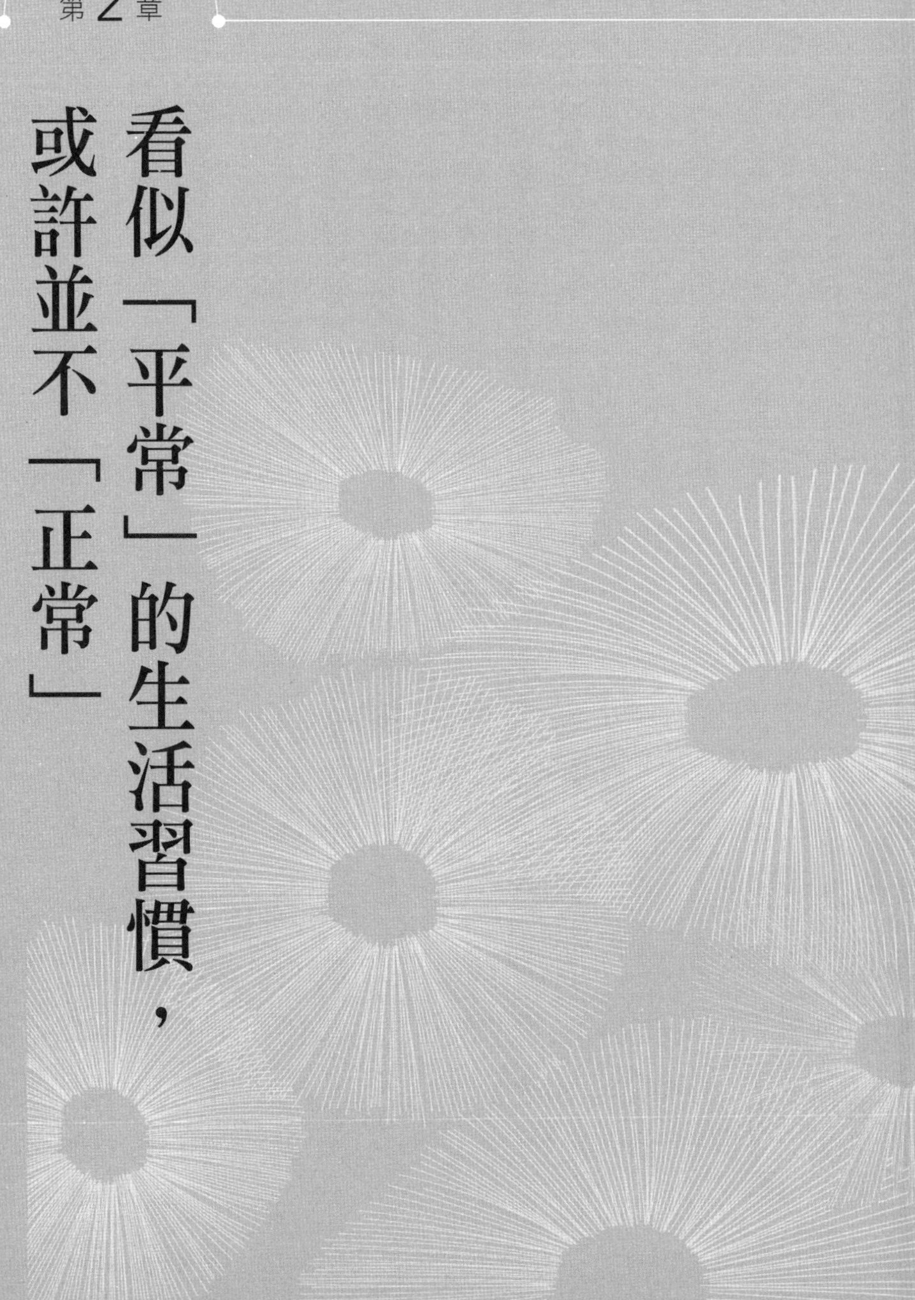

事後想想，許多看似沒什麼不對勁的生活習慣，
多多少少都對身體產生負面影響，
只可惜當我們終於把這些事情的因果關係串起來時，
媽媽已經成了癌症患者。

每個人或多或少都有一套自己的養生方法，除了大家耳熟能詳的維持充足睡眠、飲食定時定量、保持心情愉快，或是培養運動習慣這些基本的健康守則外，坊間還充斥著各式各樣，五花八門、似是而非，甚至昨是今非的養生理論，相關訊息多不勝數。如果不深入考究背後的立論根據，也不管自身的身體狀況是否合適，一味的照單全收、全盤採用，甚至積極落實的話，有時可能會出現自相矛盾的情形，甚至招致反效果，結果就是讓自己離健康愈來愈遠。

關於健康養生，老媽也有她自成一格的堅持與信念，加上嚴謹自律的個性，對於自己信守的「養生之道」，她數十年如一日的嚴格執行，從無懈怠。

每每看到老媽有些不太恰當的生活習慣，我自然會提出糾正，希望她稍做調整。但無論我好說歹說，老媽還是依然故我，幾乎不曾把我的規勸聽進去。在她心中，無論我幾歲，永遠都是那個需要她照護教導的小孩，我只有聽她話的份，怎麼可能要她聽我的。即使我是從專業的角度給她建議，她也從來不買單。好幾次我忍不住為此跟她生氣，母子倆還因此有過幾次不愉快。

老媽在中壢的眷村長大，小時候生活條件很差，在眷村拆除前，她曾經帶我去看她小時候住的房子，那空間真的又小又窄，全家六個人就擠在一個小屋子裡，生活非常拮据，日子過得很勉強。

或許正是小時候的克難生活，讓媽媽養成克勤克儉、愛物惜物的個性。她一向物盡其用，絕不浪費，任何東西只要還有一點被利用的可能性，她就不會丟棄；另一方面，媽媽對金錢一直有著強烈的焦慮感，可以說終其一生，都在為錢苦惱。即使生了重病，她也還是掛心醫療費，擔心我們為了治她的病，會把積蓄花光。在我的記憶中，直到癌症末期，藥石罔效，住進安寧病房後，她才終於放下對金錢的執著。

關於冰箱的迷思——冰箱是所有食物的最佳歸宿？

老媽有個迷思，就是什麼東西只要進了冰箱，就可以常保新鮮，永不腐壞。所以那些沒吃完的飯菜、來不及食用的水果、剩下一半的調味料、已經開封的罐頭，或是一次煮不完的五穀雜糧……無論賞味期限還剩多久，即使保存期限早就過了，但凡只要送進冰箱，不管什麼時候再拿出來，都一定能吃，或者，至少有一部分可以吃。

老媽對冰箱抱持的高度信心，讓她不斷把食物放進冰箱存放，這也是為什麼我們家明明沒幾個人，卻曾經同時擁有三台大冰箱。很多被老媽送進冰箱的動物、植物、藥品、保養品，無論當下狀態如何，等到下一次得以再見天日，很可能都已經是好幾年以後的事了。

事實上，冰箱充其量只能稍加延緩食材或料理腐化的時程，就算放進冷凍庫，也不代表可以永久存放，對待食材最好的方式，絕對還是及早完食，趕快吃掉。

跟老媽一樣對冰箱有迷思的老人家並不少，很多人都喜歡把冰箱當成料理、食材的最佳儲存方式。其實有很多東西並不適合放入冰箱，像是已經開封，但還沒煮完的紅豆、綠豆等五穀雜糧，時間一久，不但容易被忘在冰箱的某一隅，還很可能因為受潮而發霉。

食物一旦發霉，就要全部丟棄，一口都不能吃，因為黴菌絕對不會只生長在表面看得見的地方，像是麵包或水果，即使肉眼看來只有一小部分發霉了，但其它部分往往也都無可倖免的被黴菌入侵，如果照吃不誤，就會把黴菌一起吃下肚。

也有不少人認為，如果東西發霉了，只要稍加清洗，去除表面黴菌，就可以繼續食用。問題是，光用清水洗滌，根本無法清除黴菌的毒性，一旦吃進去，很可能對身體形成沉重負擔，甚至產生嚴重傷害。黴菌不但容易誘發人體過敏、發炎等問題，甚至還會引發一連串的不適，造成肝臟等器官的負擔，產生毒性反應，所以一旦看到食物發霉，千萬不要再食用。

然而，把沒吃完的東西往冰箱裡丟，可說是老媽的日常，每次要她捨棄不新鮮的食物，她總是辯稱東西看起來明明很乾淨，吃起來也沒有異味，怎麼可以浪費。不但照吃不誤，還覺得我太過大驚小怪，不懂得惜福愛物。

除了食物，還有很多人習慣把藥物放置在冰箱。特別是一個療程結束後沒吃完的藥，經常會被塞進冰箱的某個角落，那些人或許是想著，萬一日後出現相同症狀，就可以把這些殘餘藥品拿出來服用。

事實上，有些藥品根本不能存放在冰箱，特別是膠囊型的藥品，只要放入冰箱一陣子，外殼膠囊就可能受潮軟化，甚至發霉，藥效也可能因此產生變化。所以，結束療程後沒有吃完的藥，最好能夠妥善丟棄回收，千萬不要放進冰箱，更不建議日後在未經醫師指示的情況下，自行任意服用。因為即使是相同的症狀，也可能是不同的病因所造成，需要採取的對治之道和用藥，說不定截然不同，隨意自行服用藥物，等於是讓身體冒著極大的潛在風險。

不是能盛裝、能加熱的容器，就能當食器

廚房向來是老媽的天地，從小只要我說肚子餓，媽媽就會進廚房端出一道又一道的好料，讓我止飢解饞，而我也很愛吃媽媽做的料理。

記得留學時，有一年夏天，我從美國回台灣過暑假，有天晚上突然覺得肚子很餓，老媽二話不說的走進廚房，要給我煮麵當宵夜，我就坐在客廳等著吃。只是沒想到，等了好久，一直等不到宵夜上桌，於是我跑進廚房，想看看究竟是怎麼回事。

不料進去一看，我嚇了一跳，因為媽媽用來煮麵的鍋子，乍看像是用來儲水或洗衣服用的鋁製臉盆，照理說那樣的容器根本不宜用來煮食，這個鍋

子在我出國前從沒見媽媽用過，也不知道媽媽是從哪裡找來這樣的「鍋子」。

當時媽媽正用那個臉盆一樣的鍋子幫我煮麵，只是煮了很久，水卻怎麼也燒不開，於是我問老媽：「這個鍋子看起來是鋁做的，理論上鋁的導熱不該這麼差，但煮了這麼久水也不滾，是不是材質有什麼問題啊？」

老媽有點不高興的說：「一個鍋子才幾十塊，怎麼可能導熱會快？」

「啊？一個好的鍋子少說要上千元吧？拿這個幾十塊的盆子來煮東西，而且煮了這麼久也不滾，應該是有什麼問題吧……」我說。

「煮東西給你吃還要被你嫌，真是的。」看到媽媽一臉不悅，我只好摸摸鼻子趕快離開廚房。

後來我勉為其難的把鍋裡的麵條吃掉，但麵湯我實在不敢喝，老媽看我不喝，還覺得捨不得，說我不喝的話，那她喝好了。但我堅持把湯倒掉，不給她喝，誰都不准喝，還要媽媽以後別再用那個鍋子煮東西了。

很多人以為鍋子只要能夠盛裝食物，可以加熱又不會變形就夠了，不必在乎材質或製造方法，反正數十元跟數千元的鍋子，用起來差不到哪裡去。事實上，食器不但會直接接觸食物，有時還需要加熱，絕對要慎選。

日常煮食或盛裝食物的容器，應該選用通過安全認證，以不鏽鋼、陶瓷或玻璃等食用級材質製作而成的品項，除了要確認符合食用級標準，還要確保來源無虞，像是300系列的不鏽鋼材質，就屬於食用級範圍。

另外，食器的日常清潔保養，不宜使用過於堅硬的菜瓜布或鋼刷用力摩擦刷洗，以免表面產生刮痕或裂縫，導致重金屬或其他物質釋出，進而造成身體負擔。

熱量攝取不足，對健康影響甚鉅

老媽生性愛美，為了變漂亮，她做出很多努力，光是要維持纖瘦身材，幾乎一生都在減肥中。印象中，她在接受胰臟癌手術前，體重是四十一公斤，這也是她人生除了懷孕期間，體重最重的時候。等她動完胰臟癌手術之後，體重立刻就掉到三十九公斤，然後就這麼一路下滑，再也沒有機會胖回來。

早在她罹癌之前，我就很在意老媽太瘦的問題，因為她的食量極小，熱量攝取不足，從來沒有一餐吃超過半碗飯，這個生活習慣，一方面是為了維持身材；另一方面，幼年時物資匱乏的成長經驗，也讓媽媽對於所有物質，習慣採取最低程度的消耗模式，直到退休後，因為免疫力不佳，造成健康上的疑慮，才勉為其難的多吃一點。

老媽雖然常常煮食，自己卻吃得非常少。基本上她不挑食，比較愛吃青菜，對於肉類沒那麼喜歡。她偏愛口感脆硬的食物，竹筍和芭樂更是她的心頭好，每年到了產季，她就會卯起來吃，幾度甚至吃到消化不良胃抽筋。

像竹筍、芭樂這類脆硬的食物，在咀嚼時口感很爽利，但消化往往也比較費力。由於老媽的胃功能不是特別好，再加上她又愛吃纖維質較多的蔬菜水果，所以她從年輕開始就有胃痛的毛病，甚至還曾因為胃痛太劇烈，而不支昏倒，也有幾次在學校工作時，突然胃痛送急診的記錄。

雖然老媽喜歡吃青菜，但她的消化排便機能並不好，這可能跟她不喜歡喝水有關。從醫學的角度來看，纖維質吃得多，不代表排便就一定順暢，因為過多的纖維質，反而可能導致大腸絨毛堵塞，如果水又喝得不夠，更加不利於腸胃蠕動，容易影響大腸機能，產生排便不順的問題。

此外，媽媽的蛋白質攝取也明顯不足，致使身體無法分解與合成足夠的胺基酸，所以她長年受嚴重睡眠障礙所苦。就我記憶所及，她被失眠困擾了至少十幾、二十年，常常三更半夜還毫無睡意，就算已經很累了，也很難入眠。印象中，直到她退休之前，每逢學校發薪日前一晚，她幾乎都無法安安穩穩的睡上一覺。

過度防曬，造成維生素D不足，對身體的危害極大

愛漂亮的老媽，除了透過控制飲食來維持體重，為了讓皮膚白皙無暇，每天晚上睡覺前，一定會敷面膜，即使化療住院期間也照敷不誤，並沒有因為生了病而疏懶。罹癌之前，她甚至三不五時就會去醫美診所報到，讓醫生幫她雷射除斑。為了美麗，老媽可說是使出渾身解數。

此外，每次出門，老媽總是渾身包得密不透光，力行嚴密防曬，全面性阻絕日照，就連陰天外出也會撐傘，所以她可能幾十年來，都沒有怎麼曬到太陽。又因為飲食不均衡，導致鈣質攝取不足，再加上老媽幾乎不做任何運動，種種因素疊加的結果，使得老媽的骨質密度很低，這可能也是她長期血壓偏低的原因之一。

長期缺乏日照除了會造成上述問題，也會影響體內維生素D的生成。維生素D不足容易導致免疫力下降，不但容易感冒，一旦感冒也不容易復

原。此外，身體免疫力低下也可能出現不正常發炎的情況，這也是誘發癌症的因子之一。老媽在退休之後，感冒的頻率愈來愈密集，而且每次感冒都拖很久，甚至動不動就莫名發燒，久久不退，種種症狀，可能都跟缺乏維生素D3，造成免疫力低下有關。

事後想想，許多看似沒什麼不對勁的生活習慣，多多少少都對身體產生負面影響，只可惜當我們終於把這些事情的因果關係串起來時，媽媽已經成了癌症患者。

改掉不健康的生活習慣，只要開始，都不嫌晚

一如前面提及的嚴格控制體重、多吃蔬果少吃肉、做好防曬避免日曬……，即使是對身體有益，也不應該過度執行。健康之道，講究的是中庸均

衡，就像太瘦跟太胖，都不能算是真正的健康。雖然現代人會很有意識的避免體重過重，但在某些情況下，體重過輕對身體帶來的潛在風險，可能比體重過重更大，特別是上了年紀的老人家，體重過輕並不是什麼好事。

飲食的部分，食物一旦發霉，就要全部丟棄，不能只是切除長黴的部位，因為看起來沒有黴菌的地方，很可能也被黴菌污染了，所以絕對不能食用。

再者，冰箱不是食物的防腐箱，千萬不要有進無出，冰箱也不宜塞進太多東西，如果空間密不通風，冷空氣無法流動，就很難確保冷度，不但會產生異味，還容易孳生細菌。

食材最好儘早食用完，開封後來不及吃完的綠豆、紅豆等五穀雜糧，只要放進密封罐，置於室內陰涼乾燥處就好，不必放進冰箱，一來不易受潮，二來也不會塞進冰箱角落後就被遺忘，以至放到過期發霉。

無論是防曬或日照，都必須適度。現代人待在戶外的機會與時間相對較少，應該找機會接觸日光，只要不是長時間在豔陽下讓太陽直射就好。有陽光的日子，不妨出門曬曬太陽，在大太陽下曝曬的時間，一天只要不超過十五分鐘，就不至於對身體造成傷害。

此外，對於像老媽這樣的職業婦女或家庭主婦，我還有以下幾個維護健康的生活建議：

最好選購當季、有機的食材。洗菜時，去除蔬果上的泥土雜質後，最好能讓蔬果在小水流下沖洗至少五分鐘。

記得我們還住在透天厝的時候，媽媽有一方自己打造的小花園，為了讓花草長得更好，她有時候會灑一點點農藥防蟲。當時從客廳望出去，落地玻璃窗外就是花園，但我老覺得那片玻璃窗怎麼看起來霧霧油油的，起初還以為是灰塵泥土，後來才發現是因為沾染了農藥粉塵。

因為農藥噴灑後需要一點時間才能發揮作用，所以多為脂溶性，以免一下雨就被雨水沖掉。也因此，清洗蔬果時，記得多用小水流沖洗一段時間，或是加點小蘇打浸泡沖洗，才能確保農藥被清洗乾淨。

以前老媽炒菜時，為了增添香氣，總是習慣大火爆香，但這種烹調方式容易產生油煙。後來我建議老媽稍做調整，開火熱鍋後先把青菜放下去，然後倒入少許清水，接著把鍋蓋蓋上，幾分鐘後，等蔬菜半生熟了，再添油下去拌炒，這樣既可以大幅減少油煙，炒出來的菜餚滋味還是不錯，也是比較健康的做法。

做菜的人最好養成只要廚房開火，就立刻開啟抽油煙機的習慣。很多人以為油煙不大就不必打開抽油煙機，其實是不正確的觀念。

理想的抽油煙機設置，最好能像鐵板燒餐廳一樣，位於鍋爐的正前方，只要油煙一冒出來，立刻就被吸走，盡可能縮短油煙的行經路徑。但現今家庭常見的抽油煙機設置，往往將油煙往上帶，這樣反而容易讓做菜的人吸入油煙，並不是理想的設計。

為了避免油煙污染，除了抽油煙機外，我後來還特地在廚房擺放了空氣清淨機，只要進廚房做菜的時候就會啟動，目的就是希望盡可能讓空氣品質好一些。

第3章

或許真有所謂「容易引發癌症的性格」

一旦老媽認定目標，就會完全不作他想的一路走到底。

即使中途卡關，她也不太會試著調整，
只會把油門催到底，一路加速筆直衝出去。

這樣的人格特質是媽媽個性上的優點，
但不得不說，也給老媽帶來很多始料未及的傷害與破壞。

老媽被診斷出罹患胰臟癌之後，我經常問自己：「為什麼媽媽會得到癌症？」除了一些不健康的生活習慣，導致生理上的虛弱，回想從小到大跟媽媽互動相處的點點滴滴，我不禁心想：媽媽自律、嚴格、好強、愛面子、追求完美、很難放鬆……這些強烈的個人特質，或許也讓她成為癌症高風險群而不自覺。

愈來愈多研究，都在探討心理對生理健康的影響，包括個性和疾病的關係。我想，如果真有所謂「容易引發癌症的性格」，那麼老媽有些特別鮮明的個人特質，或許就是容易罹癌的典型人格。

嚴以律己，嚴以待人

老媽是一個性格堅毅的人，雖然她是許多人口中溫文爾雅的天秤座，但在我從小到大的成長過程中，她更像是典型的虎媽，對小孩的管教方法威嚴而務實，比起浪漫又愛作夢的老爸，媽媽的確帶給我比較多的壓力，我也習慣盡可能去滿足她的要求與期待，一方面是體貼媽媽為家人付出的辛勞，另一方面，不得不說我也害怕讓她生氣或失望所可能引發的後果。

然而，話說回來，老媽的嚴格與紀律，的確讓我在學習成長的路上，取得具體的成績和收穫，如果我今天能有一點點成績，老媽功不可沒。

雖然媽媽對我和爸爸非常嚴格，但她並不是只把嚴格的標準放在我們身上，無論她對我們的要求有多高、多嚴厲，她對自己的要求只會更高、更嚴厲。老媽從來不吝於對家人付出，我和老爸一直都深刻明白，媽媽所有的心思和考量，都是為了家裡好；每一個決定背後的動機，都是從老爸或是我的立場出發，幾乎不曾為了她自己，而忽略了我們的需求和最佳利益。

或許正是如此，即使有時候媽媽的嚴格壓得人喘不過氣，難免讓我心生叛逆，但只要想到她對家人和這個家付出的心血與努力，絕對是我的幾十倍、幾百倍，我就不忍心讓她傷心失望，而是願意盡可能回應她的期待。因為我知道，在嚴格要求的背後，隱藏的是老媽對我毫無保留的愛，所以我總會告訴自己，一定要盡力達成媽媽的期望，才能回報她。

雖然媽媽對我的了解，以及無私的為我著想，難免帶給我很大的壓力，但往往也是我最大的動力來源。在面對人生的各種關鍵時刻，媽媽的建議與支持，一直是我最可靠、最受用的提醒與力量，也讓我在心思煩雜、不知所措時，可以儘快安定心緒，回歸理性，找出最適合自己生命的指引與座標。

老媽是一個即知即行的人，只要是她想做的事，就一定會付諸行動，盡力達標，從來不會只是心裡想想，嘴上說說。一旦她下定決心，就算我和爸爸都不支持她的決定，她也不會卻步或輕易放棄。她總能發揮無比的毅力、過人的耐心，以及雖千萬人吾往矣的勇氣，使盡各種辦法，投入漫長的時間與努力，一直做到成功為止。

當然也有無法如她所願的情形，但老媽總會跟我說，至少她曾經全力以赴，所以不會留下遺憾。

老媽對自己想做的事情是如此堅持，她要老爸或是要我去做的事情，更是沒得談。舉例來說，如果她要我和老爸陪她出門逛街購物，只要她一聲令下，就算我們兩個男人都想賴在家裡耍廢，也只得乖乖起身，識相的陪著她上街買東西。

老媽嚴以律己也律人的習慣，或許跟她本身的專長與工作有關。她是財務專業人員，多年來受的訓練與實務要求，在在都講究一絲不苟，不容絲毫犯錯空間，所以也養成她高度自律的個性。

媽媽一向給自己極大的壓力，以最高標準自我要求，凡是主管交派的任務，她的標準設定通常比主管的期待更高。明明今天交代的工作，只要三天內完成就好，但老媽總會拚死拚活，想辦法在隔天就要達標。有這樣出色的工作績效，主管自然樂於交付更多工作與責任給她。

但長期下來，這種工作習慣與超高標準，其實會為自己帶來很多負面影響，連帶也可能影響到她的下屬，可想而知，當她的部屬絕對不是件輕鬆愉快的事。

老媽在中原大學服務了四十多年，曾經有好長一段時間，她每天平均工時超過十二個小時。甚至下班回到家，吃完晚餐，稍作休息後，她還會開夜車繼續工作，幾乎沒有什麼自己的時間。

記得我在美國留學時，有一次她特地請了年假，和老爸飛來波士頓看我，順便旅遊觀光。雖然人在美國，但老媽的一顆心還是掛念著工作，不時跟我借電腦隔海處理工作上的事，深怕因為她不在崗位上，而影響了公事的進度。

直到我進入大學任教，對於學校的工作環境與職場文化有第一手的觀察與體驗後，才終於理解為什麼老媽會累個半死。身為中階主管的她，上有來自高層下達的任務目標，下有部屬對於工作成果與自己標準的落差，老媽夾在中間，一心想著要把任務完美達成，但部屬又很難有人可以滿足她的超高期待，壓力自然都落到自己身上，結果就是賠上了健康。

或許這也是為什麼她好不容易終於等到退休，結束了高壓的職場生涯，以為可以愜意生活，但根本沒過上幾天清閒日子，就必須面對癌症病痛的挑戰，最後還早早離開心愛家人的原因。事後想起來，實在是得不償失。

堅毅執著，直到成功

一直到大學畢業前，我都認為自己讀書學習的習慣與方法其實很不理想。也許很多人無法理解我的意思，因為我的求學之路，從結果看來好像順風順水，畢業的學校也都有一定的知名度與不錯的評價，如果這樣還要說自己的學習不理想，好像有點說不過去。

我之所以認為自己讀書學習的方法不夠好，是因為在完成學業後，我回頭檢視自己從國中到大學十幾年的求學階段，發現我幾乎把所有時間與心力統統貢獻給學業，為的就是拿到好成績。但如果把投入的心血和得到的結果兩相比較，我得到的回饋，實在是與付出不成比例，幾次都是驚險過關，吊車尾才進到理想的學校。

求學階段，身處頂尖的學校，我看過不少天資聰穎、才華洋溢的同儕（怪物XD）。相形之下，我自知算不上特別聰明的學生，唯一有的就是勤奮用功。我告訴自己，就算無法像那些天縱英才的資優生一樣過目不忘，能夠舉一反三、觸類旁通，但至少要做到腳踏實地，孜孜不倦的苦學。而我的體認也的確幫助自己得以持續進步，有所累積。

媽媽對於我的課業表現，一向有著很高的期許，她是個實事求是，規行矩步的人，堅信一分耕耘，一分收穫，所以她所篤信的學習方法，只有「勤奮」二字。

雖然勤奮的確是學習的必要條件之一，但由於媽媽對於教育的想像與認識有限，所以她總是要求我每天花很多很多時間唸書，如果讀一次不會，那就讀兩次、讀三次……一而再、再而三的重覆誦讀，直到能夠記住為止。

我從國中開始發憤用功，一直到大學都算是認真的學生。當時我讀書的習慣是，今天老師在學校教的東西，回家之後一定復習一次。由於我很不喜歡去補習班上課，為了怕我因此落後，有一段時間，老媽還特地幫我找了家教。

雖然我很用功，青少年時期幾乎把時間都拿來讀書，但這樣近似填鴨的學習方式，不但效率不高，也不是那麼適合我。多年後我才發現，自己很多的學習成果，其實是透過一再複誦後的強迫記憶，把學校教的東西死背下來，那並不是真的理解，更別說要融會貫通。也因此，無論我再怎麼用功讀書，考試成績也只能說是差強人意。

我是一個很乖的孩子，就算在考試前，我早已熟讀考試範圍的所有內容，但總還是擔心自己在考試時會突然腦子一片空白，所以我只能按照老媽的建議，不斷的讀了又讀，一讀再讀。只是，死記硬背的知識，並不會內化成自己的學識，只要題目一換，就可能一下子轉不過來，所以考試成績常常不如預期。

有幾次實在考壞了，我真的非常挫折懊惱：明明都這麼用功了，怎麼會是這樣的結果。回家跟媽媽提到自己的狀況時，她的回應總是要我繼續加油，她相信勤能補拙，何況她覺得我並不笨，所以只要再多讀幾次，以後就會愈來愈好。

媽媽的話當下聽起來很合理，加上當時的我，無論是學習經驗或是思考能力，都還不夠成熟，雖然因為自己花了這麼多時間讀書，成績卻不如預期，而深感挫敗，但根本沒想到是自己讀書方法出了問題，只是一味的責怪自己不夠聰明，並且一再自我喊話，要繼續努力，加倍用功。結果就是投入更多時間讀書，但情況並沒有什麼改善。

媽媽因為看到我的付出，知道我的確把時間都用在學習上，老老實實的盡了當學生的本分，所以即使成績平平，她也沒有責備我。我第一次考高中和考大學的時候，應屆報考的成績都不盡理想，或許老媽當時心裡已經接受，自己兒子的程度就是如此。

從結果來看，我似乎只是比別人多花了一些時間繞路，但期間我所投注的心力與承受的壓力，以及過程中產生的自我懷疑與茫然混沌，讓我非常沒有自信。這些內心的不安，直到出國留學，有機會見到不同的學習方式，才終於得以破除。

記得初到美國留學的前一、兩年，功課壓力超大，英文程度也不夠好，每週要讀的期刊、報告總是堆積如山，根本來不及消化，即使再怎麼壓縮休息時間，也沒辦法像以前在台灣時一樣，同一個科目可以復習兩、三次，只能快快看過，就硬著頭皮去應考。

原本我非常擔心成績會因此大幅落後，沒想到結果卻出乎意料，每次的考試成績居然都還不錯。漸漸的我才意識到，一直以來我在學習上的問題，或許就出在我花了太多時間，一再重複讀同樣的東西。硬背強記、一讀再讀的學習方式，讓我不知道要停下來思考，好好歸納整理。拚命填塞的結果，只會讓腦子堵塞僵化。

我曾經跟老爸聊過這件事，他說他小時候也有類似的問題，覺得自己在學習上投入的時間和心力，與獲得的成績不成比例。後來我才慢慢了解，學習的關鍵在於找出重點，加以理解，進而融會貫通，內化成個人的思維邏輯，日後再接觸其它新知識時，才可以有效歸納活用。

若是一味填鴨死記，愈是用功，反而愈會讓資訊變得模糊。挫敗的經驗多了，就可能消磨學習的興趣與信心。

從我自小到大的學習經驗，就可以看出老媽的執著與堅持。一旦她認定目標，就會完全不作他想的一路走到底，即使中間遇到阻礙，也不太會試著調整。卡關時，只會把油門催到底，一路加速筆直衝出去。這樣的人格特質，是媽媽個性上的優點，但不得不說，也給老媽帶來很多始料未及的傷害與破壞。

人生，絕對不能沒面子！

媽媽的一生都在為家人奔波操勞，無論怎麼苦、怎麼累，她總是死命咬著牙，絕對不在人前顯露出脆弱的一面。對她來說，辛苦、勞累都可以忍受，無論再怎麼疲憊，她都一定要撐著，因為人生，絕對不能沒面子！

我爸在我大概五、六歲的時候，因為想自己創業，所以選擇從軍中退伍。只可惜老爸第一次創業就以失敗收場，不但退伍金都沒了，還欠了一些債務。雖然之後老爸又跟幾個官校的朋友合資開了另一家公司，而且公司被人收購，大家都獲利了結，但因為爸爸的股份不多，所以獲利也很有限。

老媽原本就對金錢極度缺乏安全感，面對爸爸提早退伍，選擇自己創業，結果不但失掉固定收入，還搞到負債，讓老媽壓力大得不得了。老爸創業失敗後，有好幾年，全家的經濟重擔都落在媽媽身上，雖然又氣又煩惱，但她並沒有選擇逃避，而是義無反顧把賺錢養家的責任一肩扛起。

老爸年輕時長得又高又帥，很多人都以為老媽是看上老爸的一表人才，才嫁給這個隻身來台，一窮二白的香港僑生。但媽媽跟我說過，她當年選擇結婚對象時，其實是深思熟慮，再三斟酌後，才決定嫁給老爸的。

老媽說，老爸家無恆產，孤伶伶的一個人在台灣，看似經濟條件不佳，但身為職業軍人，工作有保障、收入又穩定，對於從小家境清苦的老媽來說，再也沒有什麼工作，比捧著國家的鐵飯碗更加妥當。

老媽並不奢望家財萬貫，不貪求什麼榮華富貴，只希望不要再像小時候，日子過得那麼拮据，有時甚至連溫飽都是問題。她只要一份安穩的生活，老實、溫和、安份，又是職業軍人的老爸，也因此成為媽媽擇偶的最終歸宿。

只是人算不如天算，老媽怎麼也料想不到，爸爸後來居然會做起創業夢，選擇早早退伍，卸下軍人身份，展開截然不同的職業生涯。更沒想到老爸在創業的路上，剛起步就跌了一大跤，還留下不小的攤子要收拾善後。事後爸媽花了很多時間和心力，才從這場損失中走出來。

老爸創業失敗的那段時間，我們還住在台北，客廳被老爸拿來充當辦公室，兩個房間，一間是一家三口睡覺的臥房，另一間就用來堆放各種雜物。小學三、四年級時，我每天下了課就直接去外婆家吃晚餐、寫功課，等媽媽下班後，再到外婆家帶我回家。

印象中，那陣子的老媽，每天都好像處在爆炸邊緣，工作、家庭、債務，樣樣都不省心，為人子女、人妻、人母，身兼主管、部屬……各種不同的身份、角色，都有必須擔負的責任與應盡的義務，加上沉重的經濟壓力，讓老媽每天回到家，總是疲憊不堪，心情也顯得很低落。

記得有段時間，我和一個同學蠻要好，那個同學是外婆家的遠方親戚，所以外婆也認識我同學和他的爸媽。那陣子我很喜歡去這個同學家，他家位於台北市羅斯福路五段的一棟新大樓，三十多年前就有電梯和大樓管理員，是很先進的住宅。屋裡不但寬敞，客廳、廚房、衛浴、陽台一應俱全，每個小孩也都有各自的房間。

這樣的格局，是既完美又理想的居家空間，我當時已經慢慢懂事，不自覺嚮往能住在這樣的屋子裡，尤其羨慕同學擁有自己的獨立空間。而我一直要等到上了國中，舉家搬去中壢後，才第一次有了自己的房間。

同學家的成員不少，家庭氣氛很熱鬧，每次去他家，他的父母總會很熱情的搬出一堆好吃、好玩的東西招待我。澎湃的零食、熱門的電動玩具、整套的百科全書，我們總是窩在房間裡看書、打電動，玩得不亦樂乎，我的內心一直冒出「哇！好棒喔！哇！好好喔！」之類的讚歎。有段時間，放學後我會先去他家玩，每次都會待上好幾個小時。

有一次，我照例去同學家玩，但當天實在玩得太開心，一個沒留神玩過了頭，等我回到外婆家時，已經快要六點了。當時媽媽規定我下課回家第一件事就要先寫作業，寫完之後才能玩，眼看媽媽就要回來了，我的功課一個字都還沒寫，所以一回到外婆家，就趕緊坐下來寫功課，心想一定要趕在媽媽回來之前完成，否則媽媽肯定會生氣。

那天老媽進門時，看到大家都已經就座準備吃飯，她的兒子卻不見人影，一問之下才知道我去同學家玩得太晚，搞到功課都還沒寫，所以連晚飯也來不及吃，正在房間裡趕工。已經忙了一天，又累又煩的老媽，忍不住愈想愈氣，她知道我那陣子常常去同學家玩，但沒有想到我會玩到連正事都耽擱了，於是二話不說就從門口抽了一把雨傘，衝進房間要揍我。

老媽雖然個頭嬌小，但發起脾氣來揍人，力氣還是很大，而且她罵起人來，用詞總是尖銳刺耳。我還記得當時她氣得對我大吼：「你一天到晚去人家家，覺得人家家裡有溫暖是嗎？你自己家裡沒溫暖是嗎？對啦！人家家裡有錢，我們家就是沒錢……」她一邊罵，一邊使勁的揍我，外婆和乾媽都進來房間攔著她，一直叫她停手，不要再打了，但老媽當下情緒非常激動，根本什麼話都聽不進去。

當時聽著媽媽邊打邊罵，讓我又羞愧又生氣，我根本就沒有那樣想，為什麼媽媽要這樣說，我心裡委屈得不得了。直到幾年後比較懂事了，回頭再想想當年媽媽說的話，才發現媽媽真的很了解我，她大概明白我為什麼這麼喜歡去同學家，只是當時的我自己不懂。

也是在多年之後我才理解，那天晚上，媽媽之所以反應那麼激烈，並不是因為我沒寫功課，也不是去同學家玩得太晚。當時我們家的環境確實不好，所以我會對同學家滿心憧憬，雖然我沒有嫌棄自己家裡窮，但的確很羨慕同學的生活。對好強又愛面子的媽媽來說，兒子這樣的行為和想法，不但令她生氣，更令她傷心。

當時老媽承受的壓力極大，每天工作超過十二小時，光是台北桃園來回通勤，就耗掉了很多時間和體力，但她倔強又不服輸，寧願自己咬牙苦撐，也不願意開口示弱。加上爸爸生意失敗，她覺得自己不但顏面盡失，連日後的生活也因此充滿不確定，讓她內心十分憂懼。老媽一心想著儘早解決債務，卻沒有什麼人能夠幫她分憂解勞，所以才會情緒失控。

其實平心而論，我們家當時的債務問題，並不是龐大到難以解決，只是媽媽太過焦慮，又覺得凡事只能靠她自己，才會壓力那麼大。所以當她知道我很羨慕同學的時候，心裡可能盡是懊惱、無力、自責、愧咎、憤怒、悲傷……各種情緒不斷堆疊，又不知何時能夠跳脫這樣的困境，只有透過打罵孩子，來渲洩滿溢的情緒和壓力。

我上了國中之後，老媽為了儘快還清債務，還想著多少要存點錢，除了白天在學校勤勤懇懇的上班外，下班之後還拉著爸爸努力做直銷，四處拜訪客戶拉下線，希望能夠多掙一點錢。也因此我讀國中那幾年，下課後回到家，屋子裡經常空空盪盪，就只有我一個人獨自吃著媽媽一大早就準備好的晚餐。

雖然沒人管很自由，但大多數時間我還是乖乖在家唸書，或是等著媽媽安排的家教來上課。我是蠻懂事的孩子，因為很能體會父母的辛苦，所以青春期也不太叛逆，很少跟父母頂嘴，在學校也不鬧事，頂多就是偷偷交女朋友，但真要說做什麼逾矩的事，那可是一件也沒有。說起來，我算是非常自律早熟的孩子。

外孫沒有資格要禮物

老媽因為臉上掛不住，覺得沒面子，出現了激烈的情緒和行為，有違她平日冷靜自持的作風。還有另外一次，也讓我印象很深刻。事件發生的當下，我既傷心又難過，還為此大哭了一場。現在想起來，媽媽的情緒地雷除了老爸之外，還有她的原生家庭。

媽媽排行老三，上有大姊、大哥，下有小弟。身為次女，在那個重男輕女的年代，她總是跟我說，她是外婆家中最不受寵的小孩。但是，其實外婆對我們很好，媽媽的大姊，也就是我的乾媽，以及兩位舅舅，也都跟我們很親近。

媽媽一直對外婆很孝順，就算沒辦法拿很多錢奉養外婆，但每逢需要出力時，老媽總是一馬當先。外公過世那年我大二，當時老媽一聲令下，就要我搬出學校宿舍，去跟獨居在景美的外婆同住，因為景美離學校不遠，美其名可以省下外宿的錢，但目的其實是希望有人和年邁的外婆作伴，相互有個照應。剛開始我覺得有點壓力，不過入住外婆家後，外婆對我很好，同住的時間很愉快，現在回想起來，覺得當時能達成老媽的使命，替她為外婆盡點孝道，讓我覺得既感恩又慶幸。

那個事件的經過是這樣的。

我讀高二時，有一次外婆帶著小我三歲的表弟到中壢來看我們。於是老媽帶著我跟外婆、表弟，四個人一起去餐廳吃飯，吃過飯後，大家決定去逛逛百貨公司。我當時很迷ＮＢＡ，經過運動用品專櫃時，看到一條籃球褲，愛不釋手，外婆看我這麼喜歡，就主動說要買給我。我起初根本沒想過要買，但既然外婆主動開口說要送我，我自然喜出望外，欣然接受，沒想到老媽突然板起臉來指著我問：「為什麼要外婆買禮物給你？」

對我來說，外婆買禮物給外孫是一件合情合理的事，所以實在不懂媽媽為什麼要因此不高興。我被罵得丈二金剛，覺得莫名其妙，我心想，明明是外婆自己主動提的，又不是我要求外婆買給我，媽媽罵我實在沒道理。

但我都還來不及回應，媽媽又說：「表弟都沒有買，為什麼你可以買？」我當下根本不知道該怎麼回答，只好訕訕的說：「外婆要買籃球褲給我當禮物，表弟也可以去買別的東西，一人選一樣嘛。」

沒想到我媽指著表弟對我說：「他是孫子，你是外孫，外孫有什麼資格要禮物？」

我當下聽了超難過，一時語塞，心想：「啊？原來還有這種差別啊！」我這時才意識到，媽媽的心裡居然連內孫、外孫、男孫、女孫都有各自不同的階級排序。身為外孫，我接受外婆的禮物真的錯了嗎？正當腦子一堆問號冒上來時，媽媽緊接著又補了一槍：「誰教你沒有嬤嬤（奶奶的廣東話）哩。」

我的父親是香港人，所以嬤嬤和其他親戚都住在香港。嬤嬤很疼我，對我極好，只是當時她已經過世，所以我一聽到媽媽說我沒有奶奶了，突然感到心頭一緊，眼淚跟著流下來。但是想到外婆和表弟就在旁邊，兩個人顯得很尷尬，所以當下我什麼話也沒說，直到回家後，愈想愈傷心，才不禁大哭了起來。

那天晚上，媽媽特地跑來房間跟我聊天，她說：「你喜歡那條籃球褲，我們不要讓外婆買，媽媽買給你就好啦！」我當下實在想不透，白天時媽媽為什麼會有那些反應，但既然媽媽已經不生氣了，也答應要把那件籃球褲買下來送我，這件事情也就這樣結束了。

媽媽的某些堅持，可能跟她成長過程中，在原生家庭的經歷有關。外婆雖然也很疼我，但觀念的確是比較傳統，不過那天說出外孫和內孫不同這些話的人，並不是外婆，而是老媽。很可能老媽也覺得自己是女兒，而且還是已經嫁出去的女兒，所以她的兒子不能跟自己弟弟的兒子相提並論。

現在想起來，那天媽媽說的話，也許不是講給我聽，而是講給外婆或她自己聽的。可能她心裡一直有那個落差在，所以擔心萬一外婆對我說出：「你又不是我的孫子，只是外孫，怎麼可以來跟我要東西！」那老媽可能會無地自容，所以她趕緊跳出來阻止我接受外婆的好意。事實上，媽媽並不是不讓我買，而是不允許我跟外婆要禮物，因為她擔心後續如果被說了什麼閒話，她可能會無法承受。

也許媽媽小時候曾在原生家庭中，因為性別受到不合理或不公平的對待，所以才會堅持結婚之後，再也不拿娘家的東西，藉以維持自己的尊嚴。

比起乾媽（姨媽）和舅舅們，當年我們家的確是媽媽的兄弟姊妹中，經濟情況最不穩定的。像我乾爸（姨丈）在台電服務多年，很早就當上主管，二、三十年前的月薪已經高達十幾、二十萬；大舅則是早早就從事直銷工作，經營得有聲有色，賺了不少錢。後來我媽和我爸開始做直銷，也是透過大舅引介；至於小舅則在華航當高階主管，薪水也很優渥。相較之下，我們家的經濟就沒有那麼穩定充裕，這自然讓愛面子的媽媽覺得有匱乏感又比不上別人，所以需要更努力攢錢。

對於金錢的強烈焦慮，恐怕是老媽一生中最大的壓力來源，她在罹癌之後，也一直擔心醫藥費太高，當時我們讓媽媽做了很多自費項目的治療，除了第一次開刀以及復發後的放療和化療，是由健保給付，其他包括細胞療法、免疫療法，以及靈芝蛋白、優質蛋白、益生菌、維生素D等多種營養品補給，都是自費項目，每項治療或營養品的價格都不算低。雖然我因為和很多廠商都有交情，所以他們特別提供優惠價，甚至員工價給我，但林林總總加起來，終究還是一筆不小的開支。

從我有記憶以來，媽媽就一直對家裡的經濟狀況沒有安全感，永遠憂心著錢不夠用。她總是擔心哪天遇上什麼意外狀況，需要急用時卻沒有儲蓄，屆時叫天天不應，全家人可能陷入欲哭無淚的困境。其實媽媽並不是想要累積什麼天大的財富，她一直努力工作賺錢，減少支出，盡可能多方增加收入，都只是因為對未來充滿不安。

退休前，她就算下了班也沒辦法好好休息，有幾年還要兼差做直銷，好不容易等到我完成學業，進入大學任教，她終於可以放鬆享受清閒的日子，不料沒幾年就生病了。

每每想到這裡，我就感到很心疼，非常捨不得媽媽一生的辛勞和壓抑，一方面對於無法讓媽媽多活幾年而傷心；另一方面也不免自責：我為什麼不能更早一點獨立，不能早點擔負養家的責任，當我開始有一點能力可以回饋媽媽的時候，她卻在飽受病痛折磨後離開了我，成為我一生永遠無法彌補的遺憾。

媽媽的嚴格、執著、好面子，以及擔心錢不夠用……等特質，根本上並不算是缺點，相反的，正因為這些特質，讓媽媽成為一個可靠、獨立、認真、值得信任、愛惜資源，並且值得尊敬的人。但什麼事情一旦過了頭，都會帶來負面效應，媽媽也因為這些個性上的特質，讓自己經常處在難以放鬆的焦慮狀態下，身體長年承受巨大的壓力而不自覺。

雖然現今醫學還沒有完全證實情緒與癌症的直接因果關係，但我相信身心是相輔相成、互為表裡的，也因此，我開始經常提醒自己，要擁有健康的身體，一定要好好照顧自我的內在情緒，盡可能保持平衡安和的性格。

第4章

術後生活的每一天都是恩典

一直到最後，我都不曾當著媽媽的面好好告訴她，
我有多麼捨不得她受病痛所苦，又有多麼害怕失去她。
我根本不敢在她的面前說出自己內心的感受，
我想如果她知道了，一定會因為我這麼難過，
而比我還要難過。

我一直很懷念媽媽在接受胰臟腫瘤切除手術後，到復發前大約一年半的那段日子。因為媽媽生了病，所以全家人很有默契的把時間留給彼此，每個人都盡量抽空陪伴老媽、鼓勵老媽，大家相處的時間變多，家庭生活也變得更豐富，留下很多美好的回憶。

因為媽媽得的是胰臟癌，所以我總是很有意識的提醒自己要樂觀，衷心期盼奇蹟出現。雖然最終奇蹟還是沒發生，但那一段看似充滿無限可能，感覺被上天眷顧的時間，至今想來還是讓我深深感謝。

老媽雖然被醫師宣告罹患癌症，但因為發現得很早，所以當時判斷，開刀治療後，並不需要接受化療，回家自行休養就好。一度以為死亡就在眼前，沒想到居然幸運的和死神擦身而過，老媽突然間放鬆了許多，以往很多難以妥協、不願讓步的事，都變得無足輕重，老媽不再有那麼多堅持，這讓大家相處起來更加融洽。

全家人殷殷期盼多年的新生命，也在這段期間呱呱墜地。一心想抱孫子的老媽，因為孫子的到來，病後重生的日子變得更加快樂。老爸老媽看到自己的血緣得以傳承，下一代一點一點滋養茁壯，更感人生圓滿。也許是看到兒子成家立業，娶妻生子，結髮多年的先生也一直陪在身邊，多年來她全心守護的家人，都走在符合她期待的軌道上，在在都讓老媽感到安慰。那段時間，我常看到老媽笑得好開心，彷彿終於卸下長久以來背在身上的無形重擔，人生因此幸福起來。

媽媽，謝謝你活下來

媽媽被告知得到胰臟癌時，雖然難免感到驚嚇，但並沒有想像中的驚慌失措，我想這跟醫生的態度與回應很有關係。

老媽的胰臟癌發現得算早，腫瘤只有一公分大小，醫生說看起來情況還好，病情應該還在可控制的範圍內，只要進行手術切除，慢慢就能恢復健康。醫生正面篤定的態度和說法，大大安撫了老媽和我們的心情，既然醫生判斷治癒的機率很高，我們也願意相信媽媽可以平安度過這個難關。

腫瘤切除手術大概花了三個多小時，一口氣切除部分的胃、胰臟、小腸、十二指腸，膽囊也一併摘除，術後在醫院住了七天，出院後不必進行化療或放療，醫生說只要好好休養，慢慢就能痊癒，全家人因此鬆了一口氣。

開完刀後媽媽復原得還不錯，體力和精神都慢慢好轉，但增加的食量很有限，雖然比住院前胖了一點，但體重最多也不過三十八、九公斤。

手術過後，媽媽的日常三餐再也無法像一般人一樣什麼都吃。因為胰臟癌患者必須控油、控鹽、控糖，加上她又需要補充蛋白質、維他命等營養素，所以術後很長一段時間，我們都只讓她吃癌症病人專屬的營養品，並且堅持少鹽、少油，所有食物幾乎不加任何調味。

媽媽知道這是為了她的健康著想，基本上還算是願意乖乖配合。但是，因為營養品的味道實在很不可口，若餐餐都只能吃這些東西，日子久了，難免讓人沮喪，所以有時候老媽會為了不能吃想吃的東西而鬧脾氣，這時我們也只能安撫她。

不過，即使自己在飲食上有諸多限制，老媽還是喜歡為家人張羅三餐，有時候煮了一桌好料，看起來真的太誘人，我們也會破例讓她吃個幾口解解饞。

然而，手術畢竟動到不少內在臟器，身體難免受到影響。所以出院後，媽媽不時出現嘔吐、拉肚子、消化不良等症狀。除了調整飲食內容，日常生活的其他面向則盡量維持正常。隨著體力慢慢恢復，媽媽開始比較願意外出曬曬太陽，做點簡單的運動，加上那時候她心愛的孫子正開始進入牙牙學語的呆萌時期，看著孫子一天一天長大，讓老媽有了好好活下去的動力，她努力配合醫囑，一心想著自己一定要趕快好起來才行。

開刀之後，老媽的心態有了明顯的轉變，她不再像以前那麼固執，不再堅持什麼事情都要按照她的規矩進行。此外，有些過去她一直想做，卻因諸多猶豫，遲遲未能落實，想著日後再找機會完成的事，在開完刀之後，只要情況許可，她就會立刻採取行動。

老媽一直以來那些不太OK的生活習慣，像是吃得太少、不曬太陽、不做運動，或是東西發霉也不丟掉、一味的把食物往冰箱裡塞等習性，也在我軟硬兼施、三申五令下有了改變。

一個天氣宜人的午後，老媽獨自坐在院子裡，這讓我很好奇，因為過去她從不願在白天出太陽時待在屋外。我以為發生了什麼事，結果她居然跟我說她在曬太陽補充維他命D，當下我雖然高興，但心裡卻也忍不住感嘆，媽媽要是能夠早一點這麼做，或許就不會生病了。

媽媽開完刀之後，我們全家都不約而同的盡量把時間保留給家人。我下了課沒事就會早早回家，晚上全家一起吃媽媽做的晚餐，飯後大夥聚在一塊看電視、陪小孩子玩，我也很常跟老媽聊些學校的事情，她會跟我分享經驗，提醒我該注意什麼事情，讓我可以更快融入職場。那段日子雖然平淡，卻是那麼的讓人心安而滿足，現在想起來，才意識到那就是幸福的滋味。

因為怕你難過，所以我不敢難過

雖然開完刀之後，媽媽復原得很不錯，但畢竟得的是癌症，是可能危及性命的重大疾病，所以那段時間，每次母子單獨相處時，媽媽總會慎重其事的要跟我交代一些事。

她每次都是這樣開場：「如果哪一天我走了，希望你……」但只要老媽一提到這些，我就非常抗拒，根本不想聽她再講下去。所以，我也總是斬釘截鐵的告訴她，我們會把她治好，她一定會完全康復，還要跟我們一起生活很久很久……。

為了阻止她再說下去，我除了轉移話題，也會再三強調：「你想太多了。」不讓她再說出那些交代遺言般的話語。

其實我心裡明白，媽媽之所以要跟我說這些，並不全然是她想太多。我只是不想正視老媽或許會在不久的將來離開我們的可能性，我害怕自己光是想像，就會因為難以承受而失聲痛哭，更不想在媽媽面前情緒崩潰。

因為怕媽媽難過，所以我不敢難過。

也因此，一直到最後，我都不曾當著媽媽的面好好告訴她，我有多麼捨不得她為病痛所苦，又有多麼害怕失去她。我根本不敢在她的面前說出自己內心的感受，我想如果她知道了，一定會因為我這麼難過，而比我還要難過。

現在回頭再想，媽媽是那麼的了解我，怎麼可能不知道我在逃避什麼。很可能正是因為她知道我在忍耐，所以她也只能跟著忍耐，我們母子就這麼為了彼此，各自壓抑著內心的情緒，以至一直到最後，都沒有把心裡的話好好的告訴對方。

時至今日，我還是不知道這樣自我克制，究竟是好，還是不好。媽媽會希望我把對她的不捨和擔心，毫無保留的說給她聽嗎？如果我真的表現出來了，她又能怎麼辦呢？好像除了跟著我一起難過，她什麼也做不了。

事實上，媽媽也沒有讓我知道她心裡的感受，雖然有些遺憾，但如果老媽當時真的這麼做了，我也不確定自己該怎麼反應才能安慰到她，結果就是母子二人不約而同的避開可能讓人手足無措的情境。說起來雖然是一種逃避，但或許也是一種體貼，因為都怕對方難過，所以我們不敢難過。

其實，不只是面對老媽時，不懂得如何表達內在情感，即使是在其他親近的家人面前，我也很難自如的釋放內心的情緒，對我來說，這實在是一個很困難的課題。

帶著媽媽去旅行

媽媽手術出院後，大概有一年半的時間，身體狀況都維持得還不錯。後來，癌症復發，開始嘗試各種療法，媽媽又撐了大約十三個月，直到第三次化療之後，身體才終於不堪負荷。從確診到復發，一路嘗試各種療法，到後來方法用盡，住進安寧病房，林林總總加起來，媽媽罹癌的病程大概長達三年，以胰臟癌患者來說，已經算是很厲害了。

二〇一九年一月，我出版了第一本書後，演講邀約開始變多，也有愈來愈多媒體邀訪或是電視節目的錄影邀請，再加上教學與研究的工作，我不時要飛到其他國家演講、開會或是參加研討會。媽媽見我愈來愈忙，雖然希望能和我多相處，但另一方面，知道我的事業有所進展，她也為我開心，幸好當時有孫子陪著她，老爸又隨侍在側，所以老媽病後的日子並不寂寞。

退休前，因為工作忙碌，所以媽媽能出國旅行的時間很有限。原本想說退休後可以跟老爸到處遊山玩水，誰知退休後才不過一年，就發現得了癌症，所以四處旅行的計畫也只能暫停。好不容易等她開完刀、體力也稍微復原之後，我就希望可以多帶她出國觀光，到處去看看走走。

從二〇一六年開完刀，到二〇一九年開始接受化療，期間我和媽媽一起去了日本北海道賞雪泡溫泉；去中國北京逛故宮、走長城；還去澳門觀光吃魚蛋。每次帶媽媽旅行，她對什麼都充滿好奇，精神和體力也都顯得特別好，對於沒去過的地方，她總是那麼興味盎然。回憶起和媽媽同行的那幾次海外旅行，我都好慶幸自己至少有留下這些回憶。

原本我跟老媽說好，要帶她去歐洲看看，她想去巴黎鐵塔看夜景，去瑞士搭纜車賞雪，此外，她也一直很想去日本鄉間小住幾天，體驗在地生活風情；還很想搭郵輪四處旅行⋯⋯，只是當我有能力可以一一實現那些我們說好的出國計畫時，老媽卻已經等不及先行離開，實在很難讓人不感到遺憾。

記得和老媽的最後一次旅行，是二〇一九年初的香港行。當時媽媽的身體已經很虛弱了，但她很想再去香港見見親友，所以那一年，我帶著老爸、老媽、老婆，還有兒子，一家五口一起去了香港，跟姑姑、叔叔等親友見面。雖然只是日常的飲茶吃飯，但整個行程，媽媽顯得很開心，也為全家人留下難忘的快樂回憶。

媽媽過世後的第一個農曆新年，我帶著全家人去沖繩過年。那是第一次除了老媽之外，全家人到齊、一起出國玩。雖然那趟旅行玩得很盡興，但我總忍不住心想：要是老媽在就好了。而且，我愈是刻意提醒自己要甩開那個念頭，就愈會忍不住覺得：要是老媽在就好了。

第5章

癌症復發後的治療之路

那些嘲諷的話語，

聽起來彷彿是滿懷怒氣的老媽在對老爸無理取鬧，

但仔細推敲這些話背後的心情，老媽其實一直在表達：

「我快死掉了，怎麼辦？」

「我真的好害怕，你知道嗎？」

衝著老爸說的這些任性又倔強的話，

既是老媽害怕的吶喊，也是她悲傷的哭聲。

媽媽開完刀後，雖然不用再做其他治療，但需要定期回診檢查，所以手術之後我們持續追蹤，一年多來情況都很穩定，這讓我們全家都有信心，相信媽媽可以完全康復。

只可惜這樣的信心，只維持了一年多，媽媽終究還是沒能躲過癌症的反撲，相隔一年半後，我們在一次定期檢查報告中得知，原以為控制得宜的胰臟癌，復發了。

預示老媽癌症復發的澳門魚蛋

會發現媽媽癌症復發，要從在澳門吃魚蛋說起。

二〇一九年我受邀去澳門演講，因為媽媽沒去過澳門，所以老爸和老媽決定跟我一起同行，打算在我公忙之餘，三個人在澳門隨便走走逛逛。

那一天，我們走在街上，看到路邊有人在賣咖哩魚蛋之類的澳門小吃。媽媽覺得很好奇，想要買一點來嘗鮮，我擔心咖哩魚蛋對一向口味很清淡的媽媽來說，可能太辣、太刺激，所以一直勸阻老媽不要吃了。不過老媽說，都已經來到澳門，至少要嘗嘗當地知名小吃的味道，才不算白來一遭。因為實在拗不過媽媽的要求，我們就買了一點試試味道。

沒想到，吃完魚蛋沒多久，老媽就開始肚子痛，雖然痛感不是很強烈，但也不是可以忽略的不舒服。由於出國前老媽的身體一切正常，所以我們認為應該是魚蛋對老媽來說，有點太過刺激，所以才會肚子痛吧！

結束了澳門行，回到台灣過沒幾天，就是老媽回醫院定期檢查的日子。因為過去一年多的抽血報告結果都很穩定，我們以為這次也是一樣，沒想到這次抽血檢驗，卻發現癌症指數出現異常上升的情況。我們心裡一驚，隱隱感覺大事不妙。

醫生看了檢驗報告之後，直接了當的告訴我們，癌症指數既然變高，應該就是復發了。但是醫生卻沒有提出可行的治療選擇，反而建議我們乾脆不要再接受治療，不如帶著老媽出國旅遊，看看老媽有什麼想去的地方、想做的事情，趁著身體還能夠負荷的時候，盡情痛快的玩一玩。

聽到醫生這麼直言不諱，我有些憤怒，覺得他根本沒有考慮到病人和家屬的感受，即使要提出放棄治療的建議，也應該私底下跟家屬溝通時再說就好，而不是在宣布癌症復發的同時，就當著病人的面這麼說。

大多數人在被告知癌症復發的那一刻，不是腦中一片空白，就是感到驚慌失措，更不用說聽到醫師提議放棄治療，那簡直就像被宣判即將不久於人世。這樣的做法實在太粗魯了，對於病人的病情與心情，非但沒有絲毫幫助，說不定還可能讓患者因此失去求生欲望，尤其像老媽這種個性悲觀、膽子又小的人，我想當下她一定嚇壞了。

當天只有老爸陪著老媽去醫院看報告，我沒有看到媽媽確認自己癌症復發的神情。事後老爸告訴我，膽小的老媽在得知癌症復發時，反應並不像一年多前，初聞自己得了胰臟癌時那麼不可置信，她當下表現得異常平和，也沒有多說什麼。雖然如此，我和老爸都看得出來，對於接下來可能要面對的挑戰，媽媽其實非常害怕。

被告知癌症復發的那一天晚上，我回到家的時候，老媽就跟平常一樣在廚房忙著準備晚餐給全家人吃。在我面前，她刻意維持一貫的冷靜，整個晚上，她沒有在我面前掉下一滴淚，甚至也沒有多說什麼。後續她雖然也會跟我說一些喪氣的話，但總還是很理性，也不會情緒失控。

但只要觀察她和老爸的互動，就知道老媽其實是把自己的情緒一股腦的丟到老爸身上了。

自從老媽知道癌症復發之後，總是用很負面的方式跟老爸說話，三不五時就會聽到她酸溜溜的對老爸說：「等我死了，你就可以再去找別人了。」老爸原本就是個動作溫吞的人，偶爾忙中有錯，像是出門時東西沒帶齊，或是比預計時間晚了幾分鐘，老媽就會很不耐煩的用嘲諷的口氣對老爸說：

「反正我就要死了，以後這些事都不會有人再管你了。」

雖然這些話乍聽之下很刺耳，彷彿是滿懷怒氣的老媽在對老爸無理取鬧，但仔細推敲這些話背後的心情，老媽其實一直在表達：「我快死掉了，怎麼辦？」「我真的好害怕，你知道嗎？」衝著老爸說的這些任性又倔強的話，既是老媽害怕的吶喊，也是她悲傷的哭聲。

其實在澳門的時候，因為媽媽疼痛的位置就是當初手術部位的後方，我當下的確有閃過「該不會是癌症復發……」的念頭，但我也馬上告訴自己不要胡思亂想，畢竟老媽在腫瘤切除手術後，這一年多來的復原情況十分良好，絲毫沒有復發的跡象，而且她也積極修正各種生活習慣，除了全面調整飲食內容、增加日曬機會、盡量保持心情愉快、開始做些簡單運動，也不再像以前那麼嚴厲、緊繃，一切看起來，都在往正向發展。

只是誰也沒想到，癌症還是在什麼症狀都沒有的情況下，就這麼猝不及防的復發，摧毀了我們全家好不容易才擁有的靜好時光，著實令人難以承受。

雖然我沒有想到媽媽會這麼快就復發，但畢竟所學與醫療健康相關，所以警覺心還是有的，這也是為什麼我會把媽媽開刀之後，身體慢慢復原，可以如常生活的這段日子，當成是老天爺恩賜給我們一家人的禮物。胰臟癌這種疾病，很多時候一發現就已經是末期，相較於其他許多癌症，胰臟癌確診的存活時間與存活率，原本就偏短、偏低。

也因為我深信這是上天恩賜的禮物，所以不斷告訴自己要善加珍惜，好好把握，每當那個讓我害怕的不祥念頭，又在腦海裡忽隱忽現時，我就會很用力的告訴自己，時間還沒到，不要自己嚇自己。我不斷祈禱，希望那一刻永遠都不會到。

事實上，媽媽在澳門吃完魚蛋、肚子發疼的時候，有偷偷跟我說她有點害怕，擔心是不是癌症又復發了。我第一時間就是安撫老媽，要她別擔心，不要胡思亂想，等回到台灣後再去做檢查，別給自己不必要的壓力，一直以來檢查的指數都很正常啊！

只是人生原本就充滿各種意外，很多時候，突然間發生的一件並沒有什麼了不起的小事，很可能會讓生命就此改觀，為之變調。就像我們都以為媽媽已經成功躲過癌症的威脅，哪裡會想到只是幾顆澳門魚蛋引起的肚子痛，就是老天給我們一家的預告，老媽的胰臟癌即將回歸，全面反撲，一家人生活在一起，那些平淡而幸福的日子，也將隨之一去不返，我的人生也因此產生根本且永不可逆的變化。

第一戰：自然殺手細胞療法打先鋒

媽媽癌症復發後，由於腫瘤長在接近胃部後方大動脈的位置，加上她先前已經切除一部分的胰臟，所以無法再透過手術治療，只能選擇其他療法。

而在眾多非手術療法中，雖然化療是一個相對成熟的方式，不過，如果病人自體免疫細胞數量太少或是能量太弱，就很難有好的療效，也因此，病人如果先採取化學治療，因為化療的藥品一打下去，化療藥會直接破壞體內的細胞，特別是身體內的免疫細胞也無法倖免，屆時再回頭採用細胞療法或免疫療法，效果就會大打折扣。

考量媽媽的體力、免疫力等身體條件都不夠好，在與醫師討論後，我跟爸爸、媽媽商量，決定先採用細胞療法、免疫療法等比較和緩的治療方式，等媽媽把身體養好一點，有比較充足的免疫細胞時，再來考慮化療。

「細胞療法」，比較專業的說法是「自然殺手細胞療法」，這是從病人體內抽取出既有的免疫細胞（白血球）來進行培養繁殖，待免疫細胞複製到一定數量，再輸回病人體內，讓病人體內的免疫細胞數量變多，理論上就可以有比較好的免疫力去跟癌細胞抗衡。

因為是把白血球打進身體裡，所以治療過程中，免疫反應會讓病人產生發燒的現象，除此之外，病人通常不會有太強烈的不適反應。

每次告知媽媽要採用什麼療法，她除了會問我相關細節，還會自己上網搜尋找資料。當然她一查就會發現，原來這些自費療程的費用這麼高。老媽有一個迷思，就是認為昂貴的東西通常都是好東西，所以當她發現細胞療法所費不貲時，雖然有點捨不得，但也因此對細胞治療充滿信心。

細胞療法目前還是自費，整個療程要價不菲，幸好當時我在一家研發細胞療法的生技公司擔任顧問，公司提供我比照員工的優惠價格，讓我們的負擔減輕不少，真的很謝謝他們。

老媽接受細胞療法的第一個療程，注射了十二針，由於她原本的自體免疫細胞數量實在太少，加上品質也不夠好，所以體外培養的免疫細胞，無論是數量或品質都不盡如人意，細胞本身的能量也不足以跟癌細胞抗衡，使得老媽接受細胞療法的效果極為有限。

由於治療效果不如預期，體檢報告出來後，我們不敢跟老媽據實以告。她隱約感覺我們似乎有所隱瞞，總是問我：「結果是不是不好？」因為我不想讓老媽失去信心，所以總會和老爸統一口徑，不是回答：「跟上次差不多。」就是含糊其辭的說：「有啦！這次看起來沒有太大幫助，我們繼續治療，下次應該就會好一些。」我們只能這樣避重就輕的帶過，希望老媽不至於失去信心，願意為了家人，再努力多撐一下。

當時她每兩個禮拜打一針，每兩個月做一次體檢，每次收到她的體檢報告，都會發現癌指數一次比一次可怕，經常都是十倍、百倍的跳升。跟胰臟癌相關的指數CA199，只要數值大於37就已經超標，老媽的體檢報告中，CA199指數從最初的一百多、三百多，跳升到一千多，甚至到後來根本已經超過可偵測範圍，也就失去檢測的必要性。

對此，我們和醫生很有默契的沒有將報告上的數字一五一十的告訴老媽，只是模糊帶過。同時我們也在和醫生商量接下來的治療後，用比較正面的說法，來鼓勵老媽接受下一階段的治療。

老媽走了之後，有一次我滑手機，正好滑到二〇一九年三月二十日她寫給我的LINE訊息。那天她先傳來一張照片，那是她接受細胞治療第一次療程後的檢驗報告。老媽說看起來數據還可以，免疫細胞數量小有增加，癌症指數沒有太大變化，這讓她覺得有點機會，她要打起精神，再接再厲。我在LINE上跟她打氣，告訴她我們一定會克服癌症，請她要有信心。

其實老媽看到的報告，生技公司早已先讓我看過了，老媽的治療結果並不理想，但為了不要讓她頓失信心，所以我請對方微調數字後再把報告給寄給老媽，果然老媽在看到報告之後，覺得應該有機會，所以能夠抱持信心，繼續接受治療。

第二戰：免疫療法加入陣營

細胞療法比較適合器官本身血管分布比較多的癌症，像是肺癌或肝癌，因為血管多的器官，血流可以幫助免疫細胞深入器官內部，如此一來細胞療法的效果才會比較顯著。但壺腹的血管分布較少，這或許是細胞療法對胰臟癌的治療效果沒有那麼明顯的原因。

由於老媽採用細胞療法的效果不佳，沒能控制住病情，在和醫生商量之後，我們決定採取細胞療法加免疫療法雙管齊下的方式，讓老媽再試試看。

免疫療法是透過藥物刺激免疫系統，直接提升免疫細胞的品質，幫助身體增加額外的免疫能量。結合細胞療法和免疫療法，就是一方面增加免疫細胞數量，一方面也提升免疫細胞本身的品質，讓免疫細胞變得更加強壯，同步增加免疫細胞的數量及品質，希望雙管齊下能有效讓病人的免疫力足以對抗，甚至消滅癌細胞。

免疫療法一個療程要打兩針，媽媽一共打了四針，也就是兩個療程。只可惜這個方法也沒能抑制住媽媽體內癌細胞的生長和擴散轉移。唯一慶幸的是，在進行細胞療法與免疫療法的過程中，除了引起發燒，導致老媽精神不佳，整個人顯得有氣無力外，並沒有產生其他太過強烈的痛苦。

第三戰：放射線治療走馬換將

我一心一意想治好老媽，積極尋找各種合適的治療方法。起初，總是和媽媽一起抱著希望去嘗試，結果卻都不盡如人意。老媽接受細胞療法和免疫療法大約半年之後，病情不但沒能控制住，反而每下愈況，在沒有太多選擇的情況下，我們只好回歸傳統的癌症治療方式。

和醫生討論之後，我們打算先讓媽媽接受放射線治療。因為不想讓她驚慌失措，感覺希望渺茫，所以我們告訴老媽，為了讓細胞療法和免疫療法可以得到更好的發揮，這個階段加入放射線治療，目的是讓腫瘤分裂成比較小的腫塊，如此一來，免疫細胞在打擊癌細胞時，可以更快的各個擊破，成效會比較好。雖然這樣的說法有幾分安慰性質，但也不全然只是好聽話。

老媽在我們的鼓勵下，即使有些不安，仍然願意積極配合，接受放療。醫生幫媽媽安排的放療療程一次長達二十五天，每天要到醫院接受十五到二十分鐘的放射線治療，她一共做了兩個療程，也就是五十次。

當時老爸陪著老媽，每天一早就要從中壢開車到內湖，愛漂亮的老媽出門一定要梳妝打扮，所以每天七點就得起床，才能趕上八點出發，而老爸偏偏又動作慢，每回出門前，我總是聽到老媽不耐煩的催促老爸。從中壢開車到內湖三總，上班尖峰時間很容易遇上塞車，幾次老爸為了趕上治療的時間，只能開快車，讓老媽極度不適，甚至還因此嘔吐。

雖然放療的時間每天固定，但因醫院患者眾多，難免需要等候，再加上不時還要回去門診，或是定期抽血檢驗，就醫過程非常耗時間。每天完成放療，從內湖回到中壢，往往已經過了中午。舟車勞頓加上精神與心理的壓力，對病患來說，實在是一大挑戰。

其實我也考慮過，直接讓爸媽就近入住醫院附近的飯店或旅館，從中壢到內湖來回動輒兩小時以上的交通時間，可以拿來補充睡眠，兩老也不必因為堵車而塞在路上，不管是對病中的老媽或陪病的老爸而言，都是比較好的選擇。但是因為老媽喜歡回家，在家她比較有歸屬感，也比較能放鬆，所以當時才放下這個念頭。

媽媽做了放射治療，最初似乎有點效果，在做完一個療程後，腫瘤由原本的一大顆，分裂成幾個較小的腫塊，醫生表示腫瘤變小或許是好事，所以決定讓老媽再多做一個療程。只可惜最後還是白忙一場，放射線治療仍是以失敗告終。事後再回想當時的判斷，我們認為放療讓腫瘤分裂變小，但事實卻是腫瘤破裂，是癌細胞擴散的徵兆。

從細胞療法、免疫療法再到放射治療，原以為有機會讓老媽透過這三種治療方式來對抗癌細胞，不料三種療法都沒能成功擊垮癌細胞，老媽的抗癌之路，可說是潰不成軍，節節敗退。除了癌症指數瘋狂飆高，全面失控，老媽的身體和心靈也因為承受極大壓力，變得虛弱不已。

原本以為放射線治療會有好消息，但在做完兩個療程之後，放療的效果還是不如預期，我已經很脆弱的信心，又再次被無情痛擊。更糟糕的是，媽媽可以選擇的治療方式，已經所剩無幾，而我好像也不能再自我欺騙的認為，媽媽一定會好起來。

放療的效果不好，老媽自己也明顯感覺自己的身體不但沒有好轉，反而更加衰弱，所以這次我們沒辦法再繼續隱瞞治療效果不彰的事實。

一聽到治療效果不好，病情沒有得到控制，悲觀又膽小的老媽就開始感覺自己來日無多，情緒變得十分低落，總是不自覺的唉聲嘆氣。也許是怕我難過，不想給我太大壓力，她從來不曾跟我說過她想放棄治療，也極少對我亂發脾氣，而是將所有的壓力都一味的灌到老爸身上。

治療後期，她時常為了一點芝麻蒜皮的小事，就對老爸大發雷霆，動輒怒罵老爸，有時候講得太過激動，還會情緒崩潰，哭得淅瀝嘩啦，甚至叫老爸不必在意她，趕快去找其他對象，令人啼笑皆非。幸好老爸個性寬和，也不記仇，知道老媽是因為擔心害怕，才會這樣信口胡說，所以絲毫不理會老媽的無理取鬧，總是讓老媽發完脾氣就算了。

背水一戰：放手吧！兒子，讓我去做化療

看著一向就很纖瘦的媽媽，在癌症的摧折下變得形銷骨立，我實在心疼不已，但卻束手無策，特別是我的專業還跟人體健康有關，就算讀到博士、當了教授，到了這個時刻，一樣無能為力，甚至連稍微減少老媽的痛苦也做不到，當下我真的很氣自己。

結束放射線治療後，醫生面有難色的告訴我們，當下除了化療，老媽已經沒有其他選擇。

從事毒物相關研究多年，我知道透過化療的方式來對治癌症，無論在學術專業領域或是臨床研究，都有非常多成功的案例。身為毒物研究者，在理性上，對於癌症患者接受化學治療，我抱持正面肯定的態度，相信只要運用得宜，控制得當，化療應該可以發揮一定的效果。

但是身為人子，我卻從頭到尾都不贊成讓媽媽接受化療，一方面是因為

老媽的身體太虛弱，而化療對身體可能帶來的傷害又太大，我認為她根本承受不起化療的考驗。

另一方面，胰臟癌的化療效果本來就不算特別好，概括的說，化療對於非消化系統的癌症有較好的療效，在講述細胞療法時我提到的，器官本身血管的分布情況，會直接影響療效的好壞，化療也是一樣，如果是肺部或肝臟這種血管分布較密集的器官，化療的效果通常比較好。

打進身體的化療藥物，基本上就是毒，用毒藥去殺癌細胞，不可避免的也會一起殺掉身體的其他細胞，加上化療對身體帶來的摧折不但全面，而且作用的時間還很長久，病人就算能夠撐過化療，身體也必然受到嚴重傷害。患者要通過化療的試煉，倖存下來，就已經不容易了，就算勉力撐完整個療程，化療的毒性也會進到細胞裡，對身體產生不可逆的破壞，且永遠停駐在身體裡的某個角落，對身體的影響難以全面消除。

因為預期到那會對媽媽帶來多大的痛苦，所以我根本不考慮讓媽媽接受化療，只是我怎麼也沒有想到，一向對於我的醫療選擇十分信任的老媽，那天會語重心長，甚至有些低聲懇求的跟我說：「放手吧，兒子！就讓我去做化療吧！」

媽媽之所以會想要接受化療，是因為在她的認知中，化療本來就是癌症患者的「正統醫療過程」。之前，因為信賴兒子的判斷，所以先選擇了其他的治療方式，只可惜效果未如預期，所以老媽心想，也許回歸行之有年的治療方式，還有一絲希望。

聽到媽媽這麼說，當下我真的很無奈，但再怎麼不願意，我也只能尊重媽媽的選擇，忍痛放手讓她去接受化療。

身為人子與毒物學者，在面對摯親生死存亡的時刻，我終究選擇服從理性，讓專業發聲，畢竟化學治療有成千上萬的臨床研究與實務數據佐證，也的確讓很多癌症病人得以存活。

何況在已經沒有其他選擇的情況下，如果我還堅持不讓媽媽接受化療，無疑是宣告她的生命已經到了終點，而我們依然束手無策。所以，就算我再怎麼不安，再怎麼不贊成媽媽去做化療，也應該尊重她的意願，並且相信科學，相信一切都有最好的安排。

歷經三次化療，媽媽最終再也沒回家

因為注射藥劑後，會出現發燒症狀，所以接受化療那幾天，媽媽必須住院，等退燒後才能出院。從頭到尾，媽媽一共做了三次化療，在開始化療之前，媽媽雖然因為久聞化療的副作用極為強烈而深感不安，但另一方面，她也對化療充滿信心。

媽媽不是個喜歡特立獨行的人，她做決定的判斷標準，往往依循社會的主流價值，也因此長久以來她對癌症治療的理解，就是手術切除或化療，而這也是目前西醫在癌症治療上的主流選擇。

媽媽在說服我讓她去做化療後，便抱著期待，相信化療能發生一定的作用，只要能擊退癌症，就算受點苦她也願意忍耐。如果不是我擔心她的身體難以負荷，堅持要她先採取其他較為和緩或新進的療法，媽媽很可能早就選擇接受化療了。

只是，媽媽在做完第一次化療後，很快就因為身體的強烈不適，以及癌細胞的不減反增，讓她對化療抱持的期待迅速歸零。

第一次化療安排在二〇一九年七月，媽媽當時在醫院住了一個多禮拜，出院後一個月，再次入院進行第二次化療，這一次，她在醫院待了快兩個星期。

第一次化療後，老媽出院回家休養，日常生活都還能自理，但做完第二次化療的她發燒久久不退。後來好不容易退燒了，但有點意識不清，還會恍惚到連站都站不穩。因為擔心晚上只有她自己一個人會發生危險，所以我們請了二十四小時的看護照顧她。

結束第二次化療出院後，媽媽在家裡只待了兩個星期左右，就得再次入院，進行第三次化療。其實，當下癌細胞已經擴散到腦部、骨頭、肝臟和肺部，我非常擔心老媽很可能熬不過第三次化療，一直掙扎著要不要先喊停，但媽媽還是堅持要如期接受第三次化療。

而這一次，也是最後一次，在完成第三次化療之後，老媽就住進安寧病房，一直到離開人世，她再也沒能回家。

第6章

倒數開始，老媽再見

車子裡的招名威，不是老師、不是專家、不是人夫、不是人父，
甚至也不是人子，我只是我自己，
是一個第一次面臨即將與生命摯愛永別而不知所措，
深陷巨大恐懼與深刻悲傷，
看起來明明是個早已獨立自主的大人，
內在卻只是一個軟弱無能，只想嚎啕大哭的小男孩。

無法面對已知的宣判

做完三次化療之後，媽媽變得有氣無力，原本就很嬌小的她，看起來更加孱弱，我可以感覺她的生命力正在快速流逝，雖然她很努力的撐住，但是我隱約知道，我心中那個幹勁十足又積極勤奮的老媽，再也回不來了。

第三次化療結束後沒多久，醫生跟我們敲了一個會議，沒讓老媽知道。我心裡明白肯定不是什麼好事，所以會議當天我刻意遲到，抵達醫院的時候，會議已經結束，爸爸告訴我，醫生建議我們讓媽媽接受安寧照護。

聽到老爸說的話，我並沒有太驚訝，只是暗自喘了一口氣，慶幸自己缺席這場會議，因為我實在不想第一時間聽到這樣的壞消息。就像一直以來，每當院方要家屬簽署各式同意書時，我總是盡可能逃避，交給老爸去處理，我不想一再被明示、暗示媽媽隨時可能離開的可能性。

只是每每看到老媽身上連著那麼多條管線，手上也因為持續注射點滴，而有一大堆深淺不一的針孔痕跡，實在讓人於心不忍，所以我也不停的問自己，是不是不該勉強老媽繼續掙扎下去。但我也無法想像，當親耳聽到醫生宣布老媽已經藥石罔效，只能接受安寧照護、等待臨終的消息時，當下會有什麼反應。我擔心自己難以面對現實，很可能情緒失控，在人前痛哭失聲，把大家都搞得很尷尬，而那並不是我所樂見的。

那段「倒數」四十分鐘的車程

雖然我從頭到尾都沒有放棄的念頭，即使到了最後，我還是一直向上天祈求奇蹟發生，希望媽媽可以再多陪我們幾年，但在老媽決定接受化療之後，我的內心就已經被老媽很快就要離開的巨大陰影所籠罩。老媽接受第三次化療之後沒多久，醫生建議我們讓老媽接受安寧照護，對我來說，無疑就像是按下啟動炸彈的倒數計時器，那個將到未到的引爆點正在分分秒秒的迫近，讓我感到強烈的不安和恐懼。

媽媽從第三次化療到離世的最後兩個月，都住在台北的醫院，很諷刺的是，那兩個多月也許是老媽多年來睡得最好的一段時間。多年來，媽媽飽受失眠所苦，她本來就是一個凡事想太多，心思極度細膩，腦子一直轉個不停的人，得知罹癌之後，她的憂思程度更甚以往，也讓失眠問題變得更加嚴重。

直到化療住院期間，醫生為了讓她獲得充足睡眠，有較好的精神體力可以面對化療，於是開了助眠藥物讓她服用，老媽長久以來的失眠問題因而有了明顯改善，只要睡前吃了藥，每天晚上都可以很快入眠。

在老媽最後那段住院的日子，晚上工作結束後，我都會去醫院看看她。我總在病房待到她該睡的時候，看著她吃下安眠藥，確定她已經睡著，才拖著疲憊的身心從醫院離開，獨自開著夜車趕回中壢。

從醫院開回中壢大約是四十分鐘的路程，這四十分鐘是當時身心承受巨大壓力的我，一天中唯一可以全然卸下所有防備的時刻。

獨自待在車內這個隱密空間，我可以暫時拋下各種身份加諸在我身上的職責與期待，可以卸下必須維持的社會形象。車子裡的招名威，不是老師、不是專家、不是人夫、不是人父，甚至也不是人子，我只是我自己，是一個第一次面臨即將與生命摯愛永別而不知所措，深陷巨大恐懼與深刻悲傷，看起來明明是個早已獨立自主的大人，內在卻只是一個軟弱無能，只想嚎啕大哭的小男孩。

車子一駛出醫院，很快就會上到高速公路，兩旁一盞接著一盞的澄黃色燈光，讓初冬微寒的夜晚有一點暖意。車子在夜色中疾馳一會兒，就會看到圓山大飯店整齊又醒目的紅色建築體，遙遠又明亮的矗立在右邊的夜空中。

每次上車之後，我下意識的第一個動作就是打開音樂，把音量放到最大，一方面我需要打起精神開車；另一方面，在這個只有自己的時刻，我必須釋放一整天下來強自壓抑的情緒。我總是一邊開車，一邊哭，每每回過神來，我早已是滿臉的鼻涕和淚水。我既不想聽見自己傷心又無奈的哭聲，更不想被任何人看到我如此狼狽不堪的模樣。

記得那段時間，我最常聽的歌就是鄧紫棋的〈倒數〉：「一點一滴每一天珍惜……時針一直倒數著……心跳一直倒數著，生命剩下的溫熱……」這首歌的歌詞讓我很有感，每次在車上聽這首歌，我就覺得像是有人抓住我的手臂猛力搖晃，要我看清楚媽媽所剩無幾的時間。歌曲彷彿在陳述我和老媽接下來所要面對的情境，預示我能和老媽相處的時間，已經進入倒數階段。事實上也的確如此。

每次在車裡放任自己毫無顧忌的大哭一場之後，原本糾結鬱悶的心情，多少可以得到一些抒解，整個人也會變得比較放鬆。但我總是提醒自己一定要在進入家門前，把儀容整理好，至少讓自己看起來一切如常。我不想讓爸爸發現我脆弱哀傷的那一面，我知道他跟我一樣為了老媽的事傷心不已，甚至可能比我更難過，我實在不想讓他還要為我擔心。

雖然我和老爸也很親近，但媽媽生病的事，是我們兩個大男人內心的軟肋，我們都很有默契的盡量避口不提，因為只要一提到老媽的病情，父子倆每次講、每次哭，任由情緒爆發的過程，實在太累也太耗神，能避免就避免。

記得有一次我從醫院開車回家，確定自己已經擦乾眼淚，看不出來有什麼情緒後，一開門就看到老爸的眼睛又紅又腫，顯然是剛剛哭了一場，我還故意開玩笑的問他說：「你幹嘛哭！」老爸有點尷尬的看著我，卻嘴硬的說：「怎麼樣，哭怎麼樣。」明明我自己的眼睛也很腫，但我們都不想讓對方擔心，所以總是自己想辦法消化情緒，這就是招家男子。

老媽走後，有一天我突然明白，當時從醫院看完老媽開夜車回中壢，之所以會讓我情緒那麼飽和，會在車上哭得那麼慘，除了擔心媽媽的病情，還有一個原因是，從台北到中壢的那段路程，總會讓我聯想到小時候。

在我上幼稚園之前，經常跟著媽媽搭交通車去上班，當時的交通車路線也是從國道一號往南行，印象中我們母子倆老是急匆匆的出門，然後不時就在馬路上上演母子牽手追趕交通車的戲碼。那時候我還小，跑也跑不快，但拉著媽媽的手，好像總能奮力追上交通車。

在媽媽最後的日子裡，每次只要開車從台北回中壢，我腦海中就會不斷浮現那個遙遠又模糊的畫面。一想到當年媽媽緊緊拉著我的手，兩個人在路上奔跑的光景，再想到媽媽當下已經無力行走，只能一個人躺在醫院的病床上，連家都回不去，我就傷心不已。

聽到老友說他會永遠挺我，老媽才終於能夠放手

記得老媽離開我們的那一天，醫院很早就通知家屬，醫師評估媽媽可

能隨時會走，要我們早點到醫院。當天我們一大早就去到病房，陪在媽媽身邊，一直待到晚上八點半，媽媽才離開我們。

當天一到醫院，看護已經在打包行李，大家都心照不宣。知道告別的時候到了，不少至親好友都來了，大家都想見媽媽最後一面。其間，親友們還一起吃了飯，回到病房後，每個人都趁著老媽還有心跳時，輪流在她耳邊跟她講講話。

從早到晚，我們都沒有離開，每個想跟老媽說話的人，也都說了兩輪以上。我在一旁看著，心裡很捨不得，但又覺得這樣的情境有點荒謬，因為當下老媽雖然還有心跳，但早已失去意識，對大家說的話沒有任何反應。而幾乎每位親友，都要老媽放心的走，有幾度聽起來會有一種錯覺，以為大家在催媽媽快點走。這樣的場景讓我感覺很不真實，雖然我人在現場，卻又好像被一層厚重的玻璃隔離在另一個空間。

至今我還清楚記得那天晚上，最後一個坐到媽媽床邊跟她講話的，是跟我情同手足的大學同學「鼻涕」。讀書的時候，他經常到我家鬼混，所以跟老媽，甚至連跟外婆都很熟，從年輕到現在，鼻涕不只是我的好朋友，更是我的家人和兄弟。

老媽離開那天，鼻涕也來了，晚上八點三十一分，輪到他坐在床邊跟老媽告別，沒想到他才剛講了幾句話，生理監視器就發出「嗶——」的警報聲，全部的人突然警醒，醫生和護理人員很快進到病房，媽媽也在此刻心跳停止，撒手人寰。

當下鼻涕看起來很鎮定，其他親友也都在，我們陪著媽媽走完人生的最後一程。我雖然悲慟，卻不敢放聲大哭，只是眼淚無法控制的流淌，但我告訴自己，現在不是哭泣的時候，我得先收起情緒，因為接下來有好多事情需要我去處理。

事後我問鼻涕：「靠！你到底是跟我媽講了什麼？我媽為什麼在聽了你的話之後，居然就放心的離開了？」鼻涕有點驚慌的說：「唉喲！我還能講什麼話？我就靠過去跟招媽媽說：『招名威是我兄弟，這輩子再怎麼樣我都會挺他的，妳不要擔心了。』哪裡知道招媽媽會選在那個時候離開，其實我當場都快ㄘㄨㄚˋ賽了，但也只能假裝鎮定，不過心裡真的嚇死了。」

事後我把鼻涕最後跟老媽說的話轉述給老爸聽，老爸想了想，淡定的說：「我一點都不意外。」我問老爸：「為什麼？」他說：「你媽一向就比較聽得進外人講的話，家人、親戚這些自己人說要照顧你，按照你媽的個性，肯定會認為這都只是客套話，但鼻涕不一樣，老媽相信他說到做到。」

現在再想起鼻涕最後跟老媽講的那些話，我還是很感動。可能因為我是獨子，沒有兄弟姊妹可以互相照應，所以老媽真的很擔心她走了之後，我沒有年紀相近的親人可以彼此扶持，遇到事情找不到人商量。所以，當鼻涕告訴老媽，我是他的兄弟，他會一直支持我之後，老媽才總算放心，也因此能夠放手告別這個世界。

沒有奇蹟，才是多數癌症病人的歷程

老媽走了之後，有好一段時間，我一直很自責，明明市面上那麼多談論癌症的書籍，講的都是抗癌成功的案例：如何走出罹癌的陰影、如何逃過死亡的威脅、如何讓奇蹟發生⋯⋯，那麼多真實案例的結局都是病人最終擺脫癌症，重回健康，為什麼老媽不是這些個案中的一個？她明明那麼努力，我也遍尋各種可能的治療方式，為什麼奇蹟沒有出現在我們身上？是不是我有什麼地方沒做好？老媽這麼早就離開，是不是我的錯？

這些無解的問題困擾了我好久，直到老媽走了一段時間，在我稍稍能擺脫那些自責和糾結，比較平和的去理解和檢視這些過程後，我才發現，雖然那些幸運擊退癌症的個案，的確很振奮人心，但在現實生活中，癌症確診還能全身而退的人，畢竟還是少數。多數的癌症病人，終究很難在罹癌之後，還可以重新找回原本健康的身體，回歸如常的工作與生活。

即使今日的醫療技術如此發達，多數癌症病人的治療過程，可能都是腹背受敵，進退失據，往往治療到最後，還是難逃兵敗如山倒，以致無力回天的命運。而這也正是老媽在胰臟癌復發後，想方設法，不計代價，接受各種治療卻還是不敵病魔，撒手人寰的真實歷程。

在媽媽過世後，我一直不太敢提到她，每次想到陪著老媽抗癌的過程，以及這一路的心情轉折，我就很難保持平靜，所以我幾乎不曾在公開場合，談到媽媽罹癌的事情。

唯一的一次例外，是一個婦女協會的演講邀請，因為已經多次受邀到這個協會演講，所以當協會再次邀請我時，問我能否跳脫平日在媒體上討論的內容，談一些毒物、毒理之外的其他主題，跟成員分享我生命中具有特殊意義的故事，我才鼓起勇氣，公開提及媽媽從發現罹癌、手術、短暫康復、復發、治療、失敗、再治療、再失敗……一直到最後過世的整個病程。

那是我第一次公開談及媽媽罹癌到病逝的心路轉折，演講過程中我極力克制，在準備演講簡報的時候，對於可能會讓我情緒失控的每個節點，都小心翼翼的練習再練習，重複演練了很多次，為的就是能夠好好的完成那次分享。

演講當天，一開始我就先跟台下的聽眾說，如果講到一半，我突然靜默下來，很可能是我的情緒有點激動，請大家包容我，給我幾分鐘的時間平復心情。

記得當天演講結束，我看到台下幾乎所有的人都哭紅了眼睛，也是那一次的演講，讓我感受到有這麼多人跟我一樣，都有摯愛的家人、朋友，因為罹患癌症而受苦受難，甚至告別這個世界的經歷。我這才真切的意識到，原來，沒有奇蹟，才是多數癌症病患及其家屬所經歷的過程。

也是那一次的經驗，讓我覺得應該把自己怎麼陪著媽媽發現、接受、處理癌症，到最後別無選擇，只能忍痛放手，讓媽媽這麼早就從我的生命退場這整個過程寫下來。當時我心想，我要講的，無非就是「一個抗癌失敗的故事」。

當親愛的媽媽罹癌時，毒物專家也只是人子

媽媽為了生下我，吃了很多苦頭。從小我就常常聽到乾媽啦、外婆啦……好多親戚都對我耳提面命，叮嚀我一定要好好孝順媽媽。他們不約而同的告訴我，媽媽從年輕身體就不好，千辛萬苦備孕五年，好不容易才把我帶到這個世界。

為了懷孕，媽媽又是打針、又是吃藥、又是動手術，甚至在生下我之後，就被迫拿掉子宮，自此再也無法生育，所以我是獨生子，沒有任何兄弟姊妹。從我有記憶以來，我就很能體會媽媽的辛苦，所以媽媽要我做的事情，我都會乖乖聽話，盡量配合。

媽媽一生辛苦的維持這個家，一直沒能過上她想要的生活，當她好不容易可以活得輕鬆一點，卻又生了病，跟疾病奮鬥幾年後，最後還是走了。沒能讓她享到福，過上幾年好日子，是我永遠的遺憾，而這個遺憾，此生再也沒有機會彌補。

雖然死亡沒有理想的時間，但我真的很難不為了老媽走得實在太早而懊惱。作為一個兒子，在老媽過世之前，我認為自己的表現，充其量只能算是達到她的最低標準，還無法讓她由衷感到安心與驕傲。所以我好希望媽媽能夠多活幾年，如果有機會讓她看到現在的我，我相信她會更放心，也更能確信，她一生摯愛，全心守護的唯一的孩子，已經成為一個有能力照顧好自己和家人的大人了。

即使媽媽已經離開幾年了，回想起陪著她抗癌的那段過程，心裡還是覺得有些不踏實。

身為毒物教授，我親身參與母親癌症治療的所有過程，雖然我的所學與專長涉及醫學相關領域，已經比許多人更有資源與能力，可以讓媽媽有更多治療的選擇與機會，但終究，我還是沒能陪著媽媽把癌症治好。

身為人子，在陪著媽媽面對治療的過程中，有許多內在的拉扯與掙扎。至今回想起來，總覺得好像還有很多應該要做，但我卻做不到的事情。我知道從結果來看，或許無論我當時做了多少，事後再回想，永遠只會覺得自己做得還不夠，而這樣的心情，對我來說真的好沉重。

如果單看學經歷或學術上的成績，我也許有一點累積，但愈是這樣想，我就愈是慚愧，我是如此遺憾自己沒能把媽媽治好，我一直相信一定還有更好的治療方法，一定還有更厲害的醫生，只是我來不及找到。

即使讀了再多的書，拿到再高的學位，就算所學的專業跟醫學相關，但終究我連自己的媽媽都沒辦法救治，既沒能發揮所學，也無法克盡孝道。我之所以在媽媽離世後，會覺得這麼不捨，遲遲未能從悲傷中走出來，原因就在於我一直質問自己：是不是沒有竭盡所能，把所有的辦法都試過一次？我總覺得似乎還有什麼可以做、應該做的事沒有做。這些念頭三不五時就跳出來質疑我自己，讓我一直處在後悔之中。

比起三、四年前，如今我的工作量大了很多，如果媽媽現在還在病中，我可能沒有當年那麼多時間，能夠每天都去醫院看她、陪她、照顧她，但就我對老媽的理解，她一直期待兒子可以賺更多錢、能夠更爭氣、更有出息，比起天天去醫院看她，也許她更想看到我在事業上有長足的發展。

她走後這幾年，我是真的很努力，或許就是想讓天上的媽媽感到安慰。只可惜她不在身邊，好多東西我已無法跟她分享，這也讓我覺得，即使我做出再好的成績，終究還是有點美中不足。

如果重來一次——媽媽治療過程的再省思

雖然生命無法重來，但在送走老媽之後，我幾度回想她整個癌症治療的過程，還是會看到一些也許稍加調整，應該可以更好的地方。

當然，有些措施彼此間可能是相互衝突的，所以並不是每一個選擇都能透過事後的回想檢討，重新做出更好的決定。但的確有些事項，也許光是調整次序，結果就可能完全不同。

媽媽最初確診罹患胰臟癌時，因為腫瘤還小，所以決定手術切除，開完刀後並未採取放療或化療等較積極的預防性治療。雖然也許是事後諸葛的觀點，但現在想起來，媽媽在癌症復發後的治療選擇，或許可以有些調整。

首先是開完刀之後，我很可能會跟醫師商量，是不是讓媽媽先做幾次低劑量的化療或放療，而不是天真的以為開完刀就沒事了。因為腫瘤雖然切除了，但體內或許還有殘存的癌細胞，所以如果在開刀之後，施以化療或放療，或許能把周圍可能殘存的癌細胞趕盡殺絕。

雖然當初主要是考量媽媽的體質太弱，擔心她無法承受化療的後座力，不過，相較於後來復發的情況，媽媽手術復原後那段期間體力還不錯，應該是比較能夠承受放療或化療的狀態。如果當初在開完刀後，就進行幾次化療或放療，癌症是否就不至於在一年多後就復發呢？

這個疑問，永遠也不會有答案，不過，如果再來一次，我也許會跟醫生商量是不是該這麼做。

術後的營養品補充

媽媽罹癌之後，除了正統的治療方法，像是手術切除、化學療法、放射線療法等，我們也加入一些比較新的另類療法，此外，我還試著給老媽補充一些保健食品，一來直接抵抗癌細胞的侵襲，二來我也希望讓媽媽的身體素質好一些，至少有比較好的體力和免疫力來面對後續的治療過程。

早在媽媽生病之前，我就會買靈芝給老爸和老媽保養身體。最初是因為有一陣子老爸的肝臟不太好，由於靈芝具有保護肝臟及調節免疫力等作用，所以我就讓老爸和老媽每天服用。吃了一段時間之後，爸媽都覺得效果蠻明顯的，所以後來就一直持續不間斷的吃，到老媽罹癌時，她服用靈芝的時間應該超過二十年了。

只不過，原本老媽還會乖乖按照說明書的劑量服用，但後來為了省錢，總是自行減量，她認為只要有吃就有功效。實際上，如果服用的劑量過低，保健品可能難以發揮作用，吃了跟沒吃一樣。原本是為了省錢，結果保健的效能起不來，效用無法發揮，反而是一種浪費。

另一個我覺得可以調整的地方，是我會更早開始讓媽媽服用高劑量的靈芝蛋白，而且不會間斷。

完成腫瘤切除手術後，我想到這些年老媽服用靈芝，對她的身體的確有所幫助，既然她的身體能適應靈芝，那麼讓媽媽服用從靈芝中直接萃取的「靈芝蛋白」，應該可以更快提升她的免疫力。

我之所以會接觸靈芝蛋白，是因為在台大讀書時，我的老師許瑞祥教授長期從事靈芝相關研究，當年我也曾跟著許教授研究過靈芝。

靈芝蛋白是一種植物萃取物，屬於優質蛋白質，也是很好的保健品，可以幫助提升人體的免疫力，增強體力。但因靈芝蛋白萃取不易，所以量少價高。在台灣，靈芝蛋白屬於合法的食品添加物，臨床上確實有些癌症患者在服用靈芝蛋白之後，癌症病情得到些許控制。

我在媽媽開完刀之後，讓她服用了一陣子的靈芝蛋白。後來媽媽癌症復發，在接受細胞療法和免疫療法期間，才又繼續服用。當時我給媽媽服用的靈芝蛋白是可以口含的薄片，也可以將薄片泡入開水裡化開後喝掉。如果是一般人用來養生，因為價格非常昂貴，所以只會每天早晚各吃一片。如果是癌症病人，一天也許會增加到七、八片，而我最高紀錄曾經一天給老媽吃了二十五片靈芝蛋白，用劑量來換算，應該已經到達人體可接受的超高劑量了。那時候我真的只希望奇蹟可以發生，不管花多少錢我都願意。

媽媽從腫瘤切除手術康復後，對服用太多保健品產生抗拒，最後我只堅持她要天天服用高濃度胺基酸，其他的營養保健品就陸續減少，靈芝蛋白也跟著停掉。一年多後癌症復發，在接受細胞治療和免疫治療期間，為了讓老媽有更好的體力和免疫力，才又讓她恢復服用靈芝蛋白。

雖然老媽重新服用靈芝蛋白的時間有點太晚，但我覺得可能因為補充了這些保健品，所以她從復發到最後過世，期間長達一年半，相較於多數胰臟癌患者在復發之後，存活時間只有三到六個月，媽媽多了將近一年的時間，我想這跟她後期的營養補充不無關係。

除了靈芝蛋白和高濃度胺基酸，老媽還吃了很多益生菌來幫助提高免疫力，不過效果不大，畢竟她的身體素質實在太弱，保健品再怎麼說也只是一種輔助，能發揮的作用很有限。

老媽病後的營養品補充，還有維生素D3。由於老媽缺乏日曬，體內的維生素D不足，所以在她病後，我就讓她服用維生素D3，一方面可以增加免疫力，一方面也能幫助提升鈣濃度。

很多親友在那段期間，熱心的給了老媽各式營養保健品，像是近年很熱門的葡萄萃取物—白梨蘆醇，因為具有提升免疫力的效果，所以老媽也服用了一陣子。

不過，癌症病人不宜任意補充營養保健品，最好能問過醫師再服用比較保險，選購時也一定要留意，確保來源安全。坊間的保健品琳瑯滿目、五花八門，其中難免混雜了一些吃了根本沒用，甚至可能有害的假貨，除了認明有衛生署健康食品認證的小綠人標章外，也要看看廠商是不是取得許可的正當公司。

癌症最好的對治之道，就是不需要治療癌症

媽媽在確診癌症後，展開一連串各式各樣的療程，術後到復發前這一年多的時間，我們還以為自己幸運的擊退了癌症。直到後來復發，老媽在所有的治療上，可說是節節敗退，徒勞無功，最後不敵病魔摧殘而離開人世。想起來老媽可說是吃了「癌症治療全餐」，正統的、非正統的；主流的、非主流的；行之有年的、還在實驗階段的，不同癌症對治之道，她幾乎都親身試過，但沒有一項成功擊退老媽的胰臟癌。

全程陪著媽媽，近身了解與觀察諸多癌症的治療方式後，我發現癌症最好的治療方法，就是不需要治療，也就是治已病於未病，在被癌症找上之前，就從根本上去杜絕各種可能誘發癌症的因素。

最好的抗癌之道，就是不要得癌症，也就是從培養健康的生活習慣做起，最基本的工夫不外乎均衡的飲食、充分的睡眠、規律的運動、足夠的日

照，還有保持情緒的安定平和等，許多看似老生常談的健康之道，這才是對付癌症最好的方法。

雖然一個人之所以會罹患癌症，還有很多不可解釋、難以預防的因素，但若能從這一刻開始就養成良好的日常生活習慣，對於預防癌症，還是有相當程度的正面作用，也是我們這一刻就能為自己及心愛的人做的最好的事。

第7章

那些有媽媽的日常

老媽離開之後，讓我最懷念的，
並不是什麼特別偉大的日子，
也不是一起去做什麼了不起的事。
那些一再讓我想起，
多麼渴望能再次和媽媽一起共度的時光，
都是一些普通到不行的平常日子。

我是家中獨子，在我結婚生子之前，家裡就只有老爸、老媽，還有我三個人。

「我們三個人要一直在一起」，是我們的信念。

從小到大，我和爸媽的感情就非常緊密，老媽雖然嚴格，但非常疼我，她不是那種動不動就生氣罵人兇巴巴的母親；相反的，老媽總是很樂意參與我的生活，我大部分的事情都可以跟她分享，再加上我是家裡唯一的小孩，所以媽媽總是把我放在第一位，如果有什麼重要的決定，她是我理所當然的商量對象。

即使在我成年後，老媽的意見與觀點，依然是我人生重要的參考指標，或許正因如此，老媽的離開才會讓我這麼失落而哀傷。

和媽媽一起完成的第一本科普書

二〇一九年一月，我出版了《對抗PM2.5的食踐術》（時報出版），這本書的問世，對我來說意義重大。

首先，這是我人生出版的第一本科普書。我一直致力於讓自己的所學與專業得以充分發揮，除了在大學教書，我的人生願景之一，便是能夠有效的向大眾推廣關於毒物的知識與防治之道，所以能夠透過寫書的方式，和更多人分享如何預防毒害，健康過生活，對我來說是一件極具指標性意義的成果。

《對抗PM2.5的食踐術》的主題，是近年來廣為人知的空氣污染源PM2.5，書的內容除了提出日常生活中，該如何避免或減少接觸PM2.5，更介紹了穀胱甘肽（GSH）飲食法，教導讀者如何透過飲食來降低PM2.5對身體的傷害。書中有個章節提供了二十一道GSH食譜讓讀者參考。老媽就是這二十一道料理的推手，該書出版後的宣傳活動，媽媽也親自出席了好幾場。

因為媽媽的參與，所以《對抗PM2.5的食踐術》算是我和媽媽共同完成的作品，對我來說，格外具有紀念意義。著手寫書期間，正值媽媽發現罹癌，切除腫瘤後在家休養，當時她身體還在復原中，所以總是見她無精打采，百無聊賴。

後來我邀請她參與我的寫作計畫，除了請她構思GSH食譜，還要求她把每一道菜都實際做出來。每當她做好一道菜，就由我負責拍照（同時和老爸一起掃光光），透過圖片和讀者分享每一道料理。

母子倆合作寫書的方式，是由我先選定合適的食材，針對該食材的特性，建議合適的烹調方式，再請媽媽構思菜色，撰寫食譜。接下這個任務後，老媽就開始認真的發想，等食譜拍板定案後，她再動手把料理做出來。

那陣子每天一早，老爸就載著老媽去市場採購，兩個人總是提著大包小包的食材回家，雖然老媽每天都在廚房忙進忙出，但因為是她喜歡做的事，所以總是忙得不亦樂乎，整個人也變得很有活力，一掃之前罹癌的陰鬱。

老媽每完成一道料理，就會叫我和老爸試吃，通過我們父子這一關後，她才會盛盤讓我拍照。媽媽的標準嚴格，每道菜都一定要做到色、香、味俱全才可以放行，所以同一道菜常常來回做了好幾次，有時我和老爸都覺得很不錯了，但只要不符合她的標準，她還是會堅持重來，至於那些沒能過關的食物，最終的歸處當然就是我和老爸的五臟廟。有時候一道菜做了好幾回才成功，父子倆也只能乖乖連著好幾天都吃同樣的菜餚。不過，因為媽媽煮得很開心，我們看她那麼開心，也就跟著開心。

「有誰在乎過我的夢想嗎？」

老媽畢業於淡江大學，她那個世代的人，能夠讀到大學畢業的並不多，可以想像外公、外婆還是給了媽媽不少資源。只是，她終究還是生長在一個傳統保守的家庭，所以從小到大的養成，難免受到重男輕女觀念的影響。

在家中排行老三，又是第二個女兒，老媽常說她是最不受寵的小孩。曾經有幾度，在人生的某些時刻，她不得不為了家人，壓抑或忽略自己內心的想望，放棄自己真正想做的事情。即使有時候是老媽自願的，但是這樣的經驗一多，似乎會漸漸內化成一種習慣。成年之後結了婚，有了自己的家庭，老媽還是很常為了家人，慣性忽略自己的需求，她總是把家人的需要放在第一位，要求我搬去陪外婆住，也是一樣的道理。

我上小學前，正值老爸提早退伍，創業失利，還欠下債務，原本小有餘裕的家中經濟突然生變。當時媽媽除了維持家庭生計，還要想辦法賺錢還債。雖然媽媽因此對老爸頗有微詞，但她還是勇敢撐著這個家，努力償還債務，期間的勞心勞力，實在不足為外人道。

那時候我已經懂事，知道父母為了維持這個家有多辛苦，但小孩子總是會有調皮不聽話的時候，每次只要我有一點不乖，或是做了什麼壞事，老媽就會重複那一套說詞。她總是從老爸提早退伍、創業失敗講起，然後說到她一個女人獨立扛起家中的經濟重擔，壓力有多大，也不知道何時才能擺脫這樣的日子。她每次都會愈講愈生氣，到後來不免傷心哭泣。

每回媽媽重提這些事，無奈的心情總是溢於言表，雖然已經聽她講過無數次，但每次再聽，我還是會心生愧疚，覺得自己就算幫不了媽媽的忙，至少不能再給她增添任何煩惱。

所以國中的時候，我就算再怎麼愛玩，心中還是有條底線，那就是不能搞到讓老師找家長到學校懇談。也因此，同學有時候會跟我抱怨，說招名威很不夠意思，每次說好要一起去打架，卻老是不講義氣的落跑，現在想想真是不好意思。

因為媽媽的支持，所以生性浪漫的老爸可以去逐夢，做他想做的事。而我從小到大的求學過程中，無論家裡經濟壓力再大，媽媽也從來沒有叫我出去打工賺錢，讓我可以專心讀書學習，不必早早就面對現實生活的壓力，至今我和老爸都很感謝老媽。

媽媽非常了解我，知道我是個容易心軟的傢伙，所以每次對我有什麼索求，總是以退為進。同時她也知道溫情攻勢對我很有用，所以她老是讓我心生愧咎，或是引發我的內在罪惡感，如此一來，就會對她的要求照單全收。多數時候，我都是聽話又懂事的好孩子，從小到大和老媽起口角的次數寥寥可數，唯獨有一回讓我印象很深刻。

那天是我第一次跟媽媽提到，很多大學同學畢業後都選擇出國深造，我告訴老媽，我也很想出國留學。原以為她會大力支持我的夢想，卻沒想到老媽直接澆了我一頭冷水，她說：「出國唸書很花錢，我沒錢。」接著她又開始怪罪老爸，重提他當年創業失敗的事情。當下我很不解，想出國留學的人是我，又不關老爸的事，為什麼每次都要扯到他。在我看來，老爸明明已經很努力賺錢了，老媽卻還是不斷在我面前數落老爸的不是。

於是我有點賭氣的跟老媽說，老爸雖然是為了他的夢想才去開公司，但也是為了家人著想，希望能多賺一點錢。創業本來就有風險，老爸只是運氣不好，生意失敗又不是他故意的，事情都已經過了這麼多年，請老媽不要再三不五時就重提這些陳年往事。

老媽聽了我的話，當下露出既傷心又惱怒的表情，對我非常不諒解，她覺得我怎麼可以只幫老爸說話，都沒有站在她的立場為她想想，毫不體諒她的辛苦和付出，對她實在很不公平。

當她聽到我提及老爸有夢想要完成時，忍不住大聲的回我：「我也有我的夢想啊！你們有在乎過我的夢想嗎？」老媽的這句話，讓我一時語塞，當下難過得哭了出來，我覺得自己好自私又好愚蠢，這也才意識到，媽媽真的為了這個家，犧牲了很多很多。

老媽在她的人生中，扮演了很多角色，她既是媽媽、太太、奶奶，也是人家的妹妹、姊姊、女兒……，可是我似乎沒有看到她真正的做自己。也許從小到大，老媽就一直背負著原生家庭設定的框架，讓她以為自己只能這樣子活，她心中的夢，好像一點都不重要，也不需要，甚至根本就不應該有夢。

老媽從小到大一直背負的框架，追根究柢，追本溯源，好像都跟「錢」脫不了關係。

無法消除的金錢焦慮

從小到大，我跟媽媽的正面衝突並不多，除了那次有關「夢想」的情緒性對話之外，另一次跟媽媽吵得有點兇的事件，發生在我去美國讀書的第二年。

在美國讀書那幾年，每個星期天早上，無論人在宿舍或是跟同學出遊，只要有電腦可以上網，我都一定會跟爸媽越洋視訊。那個星期天早上，我照例打開Skype，要跟老爸老媽報告近況。

因為領到一筆豐厚的獎學金，所以我打算把原本老媽買給我的二手車賣掉，用賣車的錢當頭期款，再添一點錢換部我喜歡的車子。原本也以為她會跟我一樣高興，沒想到媽媽居然狠狠把我罵了一頓。

在美國如果沒有車子，出入交通真的很不方便，所以剛到美國時，媽媽就出錢買了一台可以代步的二手車給我。雖然我不是很喜歡那台車，但也將就開了一年多，好不容易有了一筆額外收入，所以想用來換車。

我以為自己已經考慮得很周詳了，老媽應該會很認同，沒想到老媽居然完全不能理解，她認為只要有車子開就很好了，而且還不用付貸款，為什麼要把好好的車子賣掉，再去貸款換車，把自己搞到負債呢？

當時我很努力跟老媽溝通我的想法，可是她完全不認同，只覺得我很不懂事，在電話中把我臭罵一頓。我只是認為，如果有能力讓生活過得舒適一點，在可以負擔的範圍之內，購買自己喜歡的東西，不是理所當然嗎？根本沒想到媽媽會是這樣的反應，當下我一方面很吃驚，一方面也因為媽媽不理解我的想法和心情而有些懊惱。

母子兩人隔著太平洋，也沒在管時差，各自坐在電腦前，用當年速度很慢的2G網路，透過當時對話框還無法全螢幕開展的Skype，就這麼僵持了好久。

事後我靜下心來想了又想，才稍稍明白媽媽只是不希望我還沒出社會工作就負債。了解她的用意後，我為自己不夠深思熟慮，還跟媽媽爭辯了那麼久，感到十分過意不去。後來我寫了email跟媽媽道歉，母子沒有隔夜仇，這件事也就這樣落幕了。

「錢」一直是媽媽的罩門，她總是在擔心錢的問題，怕錢不夠、怕沒有錢，一心就想著要賺錢、存錢，給老爸很大的壓力。終其一生，老媽都不斷催促老爸出去工作賺錢，爸媽每次吵架，起因幾乎都是老媽認為老爸不夠努力，為什麼不能更積極的去賺錢。老爸和老媽一起做直銷，老媽總覺得別人都可以每天出去找機會拉下線，但老爸好像只想窩在家裡發懶，就是這樣消極的態度，才沒有好的業績。

老媽是個非常務實的人，對金錢有著強烈的不安和焦慮，她生命中的安全感，有很大一部分來自金錢的持續增加。問題是老爸個性閒散，對於人生總是抱著隨遇而安的態度，跟積極進取的老媽簡直是兩個極端。

有趣的是，老媽在選擇終身伴侶時，卻挑中像老爸這樣個性天真爛漫，對於金錢不是很重視，習慣安於現狀的人。結果就是，老媽終其一生都很吃力的推著老爸出去賺錢而不可得，可以說一輩子都在煩惱錢不夠用，而讓自己快樂不起來。

雖然老爸不甚積極的態度，完全不符合老媽的期待，但另一方面，我卻覺得或許老爸這樣安適自在的性格，正是保守又謹慎的老媽被深深吸引的原因。因為老媽內心深處，可能也很希望自己能夠像老爸一樣，活得那麼率真又浪漫，不必什麼事都要汲汲營營、戰戰兢兢。

其實老爸並不是一直窩在家裡耍廢，只是他「努力」的程度，不符合老媽的預期。老媽的標準一向設得非常高，而且沒有盡頭，就算拚命達標了，她也只會把標準再往上提，她總認為只要願意，永遠有空間可以更衝、更拚、更努力。所以爸媽的日常互動不時就會出現摩擦，而原因十之八九都跟老媽的金錢焦慮有關。

每次老媽抱怨老爸的時候，我夾在中間，一方面覺得老爸很為難，另一方面也不希望老媽那麼焦慮，有時難免覺得壓力很大。

實際上，我們家並非如老媽感覺的那麼缺錢，一家三口生活簡樸單純，媽媽並不是物欲很高的人，從來就不追逐名牌，也不嚮往奢華度日，只是對錢充滿焦慮，用度都要精打細算，花錢時總得斟酌再三，這也是她一直以來覺得活得很辛苦的原因，我看在眼裡，總覺很捨不得。

隨著時間過去，慢慢的，媽媽還是攢了一點積蓄，所以我要去美國唸書時，老媽雖然嘴上說沒錢，還是備好學費讓我出國留學。

說起來，應該是老媽自己對金錢缺乏安全感，才會讓全家人都跟著焦慮，不安的心情讓她一直糾結在金錢上，到後來只有看著銀行帳戶的數字持續增加，她才稍稍感到安心。

因為對金錢的過度焦慮，讓老媽很難真正安心去做她真心喜歡或想做的事。其實她喜歡烹飪，喜歡種植花花草草，我覺得她的內心是一個很賢淑、很居家的女性，喜歡待在家裡相夫教子，把家中環境打理得井井有條，窗明几淨。每天蒔花養草，含飴弄孫，讓每個家人都過得很舒服，才是是她真正想要的生活。只可惜一直到她生命的最後一段還算健康的時間，才真正有機會過她想過的日子，接近她理想中想做的那個自己。

老媽從開刀後到癌症復發前約一年左右的時間，我明顯感覺她變得比較開心，一方面領到退休金，手上多了一筆不算少的錢，讓她感到比較寬心，再加上兒子的工作還算順利，又有可愛的孫子作伴，這一切都讓她覺得好像可以把擔子放下了。

在學校任教幾年後，我比較能站在媽媽的立場思考，雖然在學校工作的收入穩定，但終究也只是一份薪水，曾經有過一段不算短的時間，我們就靠媽媽的薪水來維持家中開銷，除了清償債務，如果想要再存點錢，生活休閒或日常消費勢必會跟著受限。

雖然後來爸爸從事直銷也有一些收入，但家中經濟的改善漸進而緩慢，並不是跳躍式的進步，媽媽總會擔心萬一臨時需要一筆較大的支出，又一時拿不出來，一家人的生活說不定要陷入困境。這也是為什麼當我提到想去美國讀書時，老媽會覺得很有壓力的原因吧！

即使不同意，還是支持我的決定

從小到大，我真正想要或想做的事情，通常不會有太多來自父母的阻礙，只要不是什麼離經叛道的要求，爸媽都會讓我自己決定。雖然老媽很主觀，但在我人生的關鍵選擇上，媽媽的意見經常是我很重要的參考，還好她很尊重我的意願，會把最終決定權留給我。

高中一年級選擇重考的時候是這樣，大二時選擇插班轉學的時候也是這樣，甚至當我在美國拿到博士學位，決定回台灣就業時，媽媽也只是在我尋求她的意見時，給我務實中肯的建議，然後完全支持我的決定。

國中畢業時，公立高中聯招我沒考好，跟媽媽商量後，我選擇一邊讀高中，一邊自行準備重考。當時我心想，如果這一年全部都用來準備重考，就像是把雞蛋放在同一個籃子裡，當同儕都已經進到高中，開始學習新的課程，我卻只是原地踏步，重讀國中的授課內容，沒有新的學習，萬一隔年重考又失利的話，那不就白白浪費了一年。

再者，一想到要老媽跟別人說她兒子在「國四班」就讀，對視面子如命的她來說，勢必非常難以啟齒。所以最後我們母子達成共識，我一邊讀高中，一邊自行利用課餘時間準備重考。

當時我選了離家比較近的新興高中就讀，白天去學校上課，晚上回家就自行復習國中的課程內容。高一上學期時，我對高中課程還算用心，所以成績不錯，經常名列前茅，但到了下學期，我開始把所有心思都用來準備重考，結果就是在校成績突然一落千丈。

高中老師發現我的成績大幅下滑，還以為我家裡發生了什麼事，打過好幾次電話來，想跟家長溝通，確定我的家庭情況。後來發現一切如常後，老師還問老媽，我回到家是不是都在玩，不然為什麼原本不錯的成績，會突然掉那麼多。

記得有一次小考，班上好多人一起作弊，同學要我罩他們，所以我把答案跟同學分享，結果被老師逮到，所有作弊的學生都被記了警告，老師還一一打電話給他們的家長。

老媽接到老師的電話時，出乎我意料的跟老師說：「沒關係啊！他成績差就讓他成績差，他自己的人生就讓他自己做選擇。」原本以為會被老媽訓一頓，沒想到老媽的回答超帥，讓我印象很深刻，更感謝老媽對我的信任與支持，讓我可以心無旁騖，專心準備重考。

那是非常辛苦的一年，我簡直累到快瘋掉，天天睡眠不足、總是精神不濟，又因為心有罣礙，很難好好跟同學互動，所以在學校也沒交到什麼好朋友。

其實那一年，我知道媽媽也過得不太好，因為從小到大，我都算是能讓她感到驕傲的兒子，在親友面前，我的表現一向都讓老媽挺有面子。所以我高中聯考失利，對她來說無疑是一個挫敗。那段時間，當友人有意無意談到各自孩子的學習表現時，老媽只能默不作聲，體驗一下欣羨別人的心情，那肯定是她很無奈的一段時期。

雖然如此，媽媽也總是鼓勵我，別人贏在起跑點，我就贏在終點，我也很聽話的咬著牙苦讀。很慶幸後來的結果是好的，我順利考上理想的學校。對我來說，那是很重要的一年，也是我人生的轉捩點。

那是我第一次使盡全力，為自己的選擇負起全部的責任，即使過程很辛苦又充滿不確定，我還是埋頭拚命的做。很感謝能考上理想的學校，但對我來說，更大的收穫其實是經由這個過程，我深刻體會到，要達成自己真心想完成的目標，是真的要很拚、很努力才行，除了要投入很多時間，還要付出很多代價。

也是經過這一年，我慢慢學會時間該怎麼分配和管理，懂得判斷什麼時間該做什麼事，也發現要把事情做好，往往需要按部就班的累積，沒有一蹴可幾這種事。現在再回想那一年，或許是少年時期的我，內在心智成長最多的一年。

愛面子又好勝的老媽，不時就會拿我跟別人家的孩子比較，每次都讓我覺得心裡不舒服，很想跟老媽說，拿我跟別人比，只是徒增我的壓力，根本一點意義也沒有。不過，我即使心裡再不爽，也不太會（敢）在言語或行動上忤逆老媽，頂多板起臉來不說話。老媽一旦發現我不高興了，通常也會趕快識相的轉移話題，解釋說她只是回應別人的話，她也不喜歡拿我跟別人比來比去。

其實媽媽一生爭強好勝，所以會跟周遭親友比工作、比收入、比老公、比小孩……，她一生那麼努力，就是不想輸給別人，希望自己能夠成為贏家。我雖然未必認同這種心態，卻很願意為了讓老媽開心，盡力符合她的期望，就算是滿足她的一點虛榮心也好。

大學聯考選填志願時，我的成績可以進台大，但無法申請到我想就讀的科系，所以我打算選系不選校，去學自己喜歡的東西。但我知道媽媽很希望我能讀台大，她光是想到可以跟別人說兒子讀台大有多麼風光，就算在做夢，她也會笑出來。

不過我當時滿腦子只想讀生命科學系，所以即使當年的成績足以進到台大化學系，我也完全不考慮，決定跑去遠在花蓮的東華大學就讀。對於我沒有把台大填入志願，雖然老媽很不開心，不過她終究還是尊重我的意願。隔年，我的想法有所改變，所以插班轉學，考進台大農化系，但那是後話了。

剛出國讀書時，我也考慮過要不要就在美國落地生根，但後來發現，即使自己能夠融入當地社會，不過外國人在異鄉工作，總還是有一個難以突破的隱形天花板。加上我在美國想做的事，回台灣也可以做得到，所以拿到博士學位後，我沒有太多猶豫，很快就收拾行李，回來台灣。

我就業的首選是從事教職。雖然在美國那幾年，我發現老美只是把工作當作生活的一部分，不像我們會把工作看得那麼重。對他們來說，讀書是為了充實自我，跟工作可以是兩回事，我也有同學在取得博士學位後，選擇去餐廳當服務生，因為他喜歡跟人互動、喜歡吵雜熱鬧的環境。對華人來說，這似乎有點難以想像，既然都已經唸到博士，為什麼還要去當服務生？又或者，如果要從事第一線的服務工作，何必花那麼多時間跟金錢去讀博士？我想這就是文化差異。

老媽對於我選擇進校園當老師，自然是百分之百的支持。因為對她來說，工作的首要條件就是穩定，在大學任教，只要不出什麼大差錯，幾乎就等同公務員一樣，可以保障終身。而且教授的頭銜好聽，也有一定的社會地位，再加上老媽自己就在大學工作多年，雖然她算是滿意自己的工作，但總是希望孩子能從事比她位階更高一點的職業。

對她來說，我能在大學教書，是讓她很感安慰的事，何況我們巧合的在同一所大學服務，老媽的同事都知道她的兒子就在學校任教，這讓老媽感覺多年辛苦，終於苦盡甘來，臉上有光。

逃不出她的手掌心

老媽是這個世界上數一數二了解我的人，她總是能察覺我有心事或煩惱，雖然未必知道實際發生了什麼事，但我的情緒變化，從來就逃不過她的法眼。也因為她對我非常了解，所以很知道怎麼跟我應對，用什麼方式跟我溝通，最能讓我心甘情願依照她的期待行事。也幸好她是我老媽，是永遠為我著想，比我自己更在乎我的人，所以她的意見總歸還是為我好。

一直到她生病之前，即使我早已經成家立業，她還是習慣問我晚上幾點回家，如果超過時間還沒到家，她就會打電話給我。有幾次跟朋友聚會喝酒，在外頭待得比較晚，老媽奪命連環叩，讓我覺得很煩，故意不接她電話，結果凌晨回到家的時候，就看到她坐在沙發上等門。這招讓我覺得很有壓力，也曾小小發出抱怨，但的確很管用。後來只要想到老媽可能會為了等我而不能上床睡覺，我就會心生愧疚，不再和朋友在外頭混得太晚。

我記得有幾次回家的時間比較晚，進家門時老媽免不了唸我兩句，但嘮叨完之後，她就會問我肚子餓不餓，然後告訴我冰箱裡有熟食，只要拿出來微波加熱就可以吃了。我很懷念老媽那種隱而未宣的關心和體貼，現在我就算再晚回家，也沒人會為我等門，更不會有人擔心我半夜肚子餓，為我準備宵夜了。

雖然老媽把我吃得死死的，但我並不想成為像她一樣的家長，因為在某些部分，我覺得媽媽太過保守，做任何決定時，她往往把「穩定」視為最高指導原則，不鼓勵冒險或嘗試。因為太多的不確定，只會讓她焦慮，就算不確定有時候也代表更多的可能性，她也寧願選擇穩定。

我能理解她為什麼會這樣想，但我個人更傾向多方嘗試，對我而言，一個很重要的原則就是，不要把所有雞蛋都放在同一個籃子裡。

媽媽的保守，展現在人生的各個面向，最明顯的例子就是她一生只做了一個工作，一做就是幾十年，從未曾想過嘗試其他的機會。相較於老媽的穩定，我的人生有比較多的轉折和選擇，而且即使做了選擇，如果發現結果不符合預期，我也會鼓起勇氣停損，去找其他出路。就像高一時，我選擇一邊讀高中，一邊重考；大學的時候，我也是在讀了一年之後，再決定轉學插班。

小時候你照顧我，長大換我照顧你

媽媽生病後，我除了盡心尋訪各種可能的治療方式，也盡量把時間留給家人。有時候聽到旁人說我孝順，我會感到很不好意思，因為比起從小到大，老媽對我的照顧與付出，別說我有什麼身體不適，即使只是平時的日常起居，我為老媽做的一切，根本連萬分之一也不到。

我們的家庭醫生曾經跟我說過，我一歲多時，在大年初二傍晚，突然莫名的高燒不退，春節假期多數診所都休息，而且那年冬天剛好又冷得要命，老媽把我抱在懷中，坐在老爸的摩托車後座，一家三口就在寒風中，從中壢騎到台北，特地去敲家庭醫師的門，拜託他幫我看診。

還有一次是我十歲左右，老爸帶我們回香港過年，原本很期待可以跟久違的親友好好聚一聚，沒想到我人才到香港，就開始發高燒，還伴隨嚴重的上吐下瀉。當時媽媽寸步不離守著我，沒日沒夜的陪伴照顧，等我好不容易痊癒，卻已經要回台灣，媽媽也因為我的緣故，整個假期跟著泡湯。

就連我在花蓮讀大學那一年，某一次颱風來襲，我在學校餐廳吃飯，結果遇上集體食物中毒，當時有三十幾個人被送到花蓮慈濟醫院，我也是其中之一。等到颱風一過，老媽馬上趕來花蓮照顧我，一直待到我病癒出院，她才安心北上。

最奇妙的一次，是我在成功嶺當兵的時候。我雖然只當了三十五天的國民兵，但其中卻有十七天是在內湖三軍總醫院度過。當時我們週休二日，不知道是誰把病毒帶回營裡，團體生活，大家朝夕相處，病毒傳染的速度飛快，而且每個人的病情都很嚴重。

當時我正休假要回家，搭巴士北上時，整個人病懨懨，好不容易回到台北，我感覺自己好像快要死了，於是下車後直奔診所看病。沒想到一量體溫居然高達四十．六度，所以趕緊轉診到內湖三總，檢查後發現有肺炎傾向，醫生要我馬上住院。當時我以為自己快死掉了，甚至不敢閉上眼睛睡覺，深怕一睡不醒。老媽當時為了照顧我，每天下班之後，就從中壢搭車到內湖三總來看我，那段時間真的辛苦她了。

我記得當時三總的感染科醫生告訴我，他們已經用到最強的抗生素，卻還是不見好轉，他也是第一次遇到這麼厲害的病毒。我是在二〇〇三年二月住進內湖三總，一個多月後，SARS在台灣爆發，後來我再回診，醫生說他懷疑我感染的是SARS病毒，只是當時並未篩檢，所以無從證實。不過自從那次生病，我常有喘不過氣的感覺，直到現在都不時會呼吸不順暢，肺部也偶有痛感。胸部X光也發現肺部有輕微纖維化的問題，我強烈懷疑自己當時的確感染了SARS。

不小心露出了狐狸尾巴

媽媽雖然好勝，但其實是很低調的人，也要求我絕對不能驕傲自滿，更不能得意忘形。她從來就不愛出風頭，但曾經有幾次，因為我的事情，她的開心溢於言表，高興到什麼都顧不得，連平日謙和的形象都拋在一旁，簡直可以用「露出狐狸尾巴」來形容。

印象中，老媽有兩次露出狐狸尾巴的記錄，這兩次都跟我的升學考試有關，也都發生在看榜單的時候。

第一次是我高一重考那年，當時我可說是懸樑刺股，發憤圖強，沒日沒夜的埋頭苦讀。皇天不負苦心人，後來我幸運考上建中。之所以說我很幸運，是因為我其實是第一千多名，吊車尾考上的。雖然如此，靠著一年的努力考上理想的學校，我還是很開心，而老媽的歡喜只怕更勝於我，彷彿金榜題名的人是她自己。

記得我們一家三口去看榜單時，因為我自覺考得還可以，老媽一路上都很興奮，站在一整面牆的榜單前，好多人擠來擠去，都想確認自己是否榜上有名。只見嬌小的老媽毫不遲疑，一馬當先的鑽進人群裡，找到我的名字後，她居然伸手把周圍的人群推開，旁若無人的大聲說：「哈！我兒子的名字在這裡，讓一下！讓一下！我們要拍照！」老媽的張狂，讓我害羞得想鑽到地底下，趕緊提醒她：「媽，妳不要這樣子啦……」不過她一點也沒有要收斂的意思，還半開玩笑的說：「怎樣，他們考得上嗎？」

我知道她是發自內心的感到快樂，過去的那一年，她有多麼鬱鬱寡歡，眼前這一刻，她就有多麼洋洋得意。但比起扳回面子，或許更重要的是她心愛的兒子，未來人生又朝著更加光明的方向邁進了一步。

另一次是我大一暑假插班轉學考上台大，一樣也是去看榜單。其實轉學考的結果，校方早就電話通知，所以我們都知道已經錄取了，但老媽還是堅持要老爸載著我們一家三口到現場去看榜，並且一定要留影紀念。

當天在榜單旁邊，正好有一群外校的學生在那裡集合，老媽再次演出當年去看高中榜單的情節，找到我的名字後，為了要拍照，不但伸手推開學生，嘴上還嚷著：「唉呀，人家XX大學的啦，不是唸台大的啦！」哇靠，當下我窘得臉上一陣青，一陣白，有夠尷尬，只好要老爸趕快拍完照，好讓我儘快離開現場。

這真的是老媽少數開心到有點「忘形」的放肆時刻，雖然當下我覺得尷尬得要命，不過現在想起來，只覺得老媽因為我考上好學校就那麼開心，實在很可愛。能夠進到理想的學校就讀，確實是值得高興的事，雖然進去之後，也常覺得唸得很痛苦，但是，當下的確是件令人驕傲的事，而我能夠讓老媽那麼歡喜，真的是一件很棒的事。

那些既普通又平常的時光

老媽離開之後，讓我最懷念的，並不是什麼特別偉大的日子，也不是一起去做什麼了不起的事。那些一再讓我想起，多麼渴望能再次和媽媽一起共度的時光，都是一些普通到不行的平常日子。母子兩人想說什麼就說什麼，如果沒有什麼要說的，就各自輕鬆自在的或坐或臥，有什麼念頭突然閃過的話，就隨意的蹦出幾句話，有一搭沒一搭的聊著，就像從小到大和老媽一起度過的無數個無聊的週末下午。

我爸的農曆生日是八月十五日中秋節，經常和我的國曆生日九月九日差不了幾天，所以我和老爸總是一起慶生。記得二〇一九年我生日當天，全家還特地一起去餐廳吃飯，那也是最後一次媽媽幫我和爸爸慶生，隔天老媽就住院了，再過六天，也就是九月十五日，她要接受第三次化療。

至今我還記得很清楚，二〇一九年九月十三日星期五老爸生日那天，我接了一個早上六點鐘到POP Radio電台錄音的通告。因為那天正好是中秋節，我沒有安排其他行程，當天下了節目，就直接去陪老媽，到醫院時不過早上七點多。

那是很愉快的一天，只不過當時我並沒有意識到，那一天就是我和老媽單獨相處的最後一個極為平常又輕鬆愜意的日子。

那天媽媽的精神不錯，母子倆很悠哉的在病房裡話家常，我側身躺在家屬休息的長椅上，跟媽媽聊了很久，聊老爸、聊孫子、聊學校工作……東講西講閒扯淡，就好像某個閒來無事的星期六。

我還秀了之前帶兒子去海邊玩的照片給老媽看，她看著照片笑得很開心。當時她還行動自如，我特地帶著她走出病房，在走廊散散步，她還要我去美食部偷偷買點她愛吃的魚和青菜，然後要我負責把醫院提供的伙食吃光。那天我一直陪她到晚上八點，老媽才催我回家休息。

現在再想起和老媽在病房度過的那個無所事事的中秋節，還是讓我覺得很幸福。

和媽媽的單獨相處，還有一次也讓我記憶猶新。我剛上國中時，我們家才從台北搬到中壢，住在中原大學的宿舍裡，那時正是家裡經濟最吃緊的時期，有一天老媽撿到一千元，她下班回到家，很高興的說要帶我去中原大學後面的夜市逛逛。那天晚上，我和老媽就用那一千元，在夜市買了一堆鍋碗瓢盆之類的家用品，然後兩個人開開心心抱著這些東西回家。

對我來說，那是一個非常溫暖的回憶，雖然我和媽媽只是去夜市採買生活用品，但小小的意外之財，對於當時經濟有點拮据的我們來說，就好像中了大獎一樣的開心。

不過老媽還是有她的教養原則，雖然我們家的生活沒有那麼闊綽，但老媽總是教我不能貪心。她撿到一千元之後沒多久，有一次我們一家三口在中原大學散步，途中撿到一個皮夾，打開一看，裡頭居然有三萬多元的現金，媽媽二話不說，馬上就把皮夾送到學校教官室，她知道失主一定會因為掉了這麼大一筆錢而心急如焚。後來果然有學生來認領，原來皮夾裡的錢是註冊費，幸好有找到，不然就糟糕了。

第8章

媽媽走了之後

以前老媽在唸老爸的時候，我總是會在一旁緩頰說：
「唉呀，不要再唸他了啦，老爸就是會幹這種蠢事。」
沒想到老媽走了，換我唸起老爸，
才發現原來我居然跟老媽那麼像。
偶爾跟老爸講話，也不時會從老爸的眼裡，
看到他以前望著老媽的神情。
林林總總，都是我們對老媽的思念。

沒有媽媽相伴的日子，老爸失去開車的動力

媽媽離開之後，全世界唯一比我還要想念老媽的人，一定就是老爸了。

父親是香港僑生，年輕時隻身來台從軍，因為遇到老媽，所以台灣就這麼從異鄉變故鄉。但至今他大多數親友都還住在香港，也因此在台灣落地生根後，老爸的生活重心就是我和老媽，我們一家三口的感情非常緊密。

媽媽在二〇一九年十一月過世，至今已經三年多了，但爸爸似乎還沒有完全從媽媽離開的傷痛中走出來，因為媽媽最後的那段日子，對我們全家人來說，無論是生理或心理，都處在張力和壓力極大的狀態中。

尤其是老爸，那段時間，每天跟媽媽形影不離，媽媽需要就診、檢查、治療，都是老爸開車載著老媽來來回回，而媽媽總是把所有的情緒都直接倒在老爸身上。雖然辛苦，但對老爸來說，能陪著媽媽走完人生的最後一哩路，其實也是一種幸福。

媽媽離開之後，老爸本來每天需要忙碌的事情，突然間消失殆盡，全數歸零，他的人生就像是突然被拔掉插頭的電腦，瞬間當機，原本執行中的程式完全中斷，只有讓電腦重新開機才能再度運轉，但這個過程需要的時間，遠比想像中更久。

即使到現在，我依然覺得爸爸似乎還是處在某種看不見的悲傷之中。他幾乎每天都宅在家裡，對什麼事情都意興闌珊，早已退休的他，整天不是打電動，就是看電視，起初還會跟朋友出去爬爬山，但去了幾次之後，他覺得沒什麼意思，也就愈來愈少出門。

老爸是個駕駛能手，當年來台灣從軍，一心想要當空軍開戰鬥機，只可惜當時曾經有軍人把軍機開到中國，以致後來對於空軍飛行員的資格，有很多不成文的限制，一旦出生背景有任何不確定性，就幾乎沒有進入空軍擔任飛行員的機會。

老爸的香港僑生背景在當時很是敏感，所以即使考上空軍，也無法成為飛行員。海軍也是一樣，軍艦就像軍機，都有投奔中國的潛在風險，所以最後老爸只好進入陸軍服務，學習如何駕駛戰車。

對老爸來說，開車就像是一種本能，他有著與生俱來的絕佳方向感，永遠知道怎麼走會比較順路、比較快，好幾次經驗證實，老爸的腦中地圖比GPS的可信度更高。每次他只要手握方向盤，就顯得精神奕奕，看起來也特別帥，所以一直以來，只要開車出門，駕駛座永遠是老爸的專屬座位。

老爸不只開車技術好，他本身也喜歡開車，老媽癌症復發之後，三天兩頭就要從中壢到台北治療看診，在媽媽飽受病痛折磨的那段日子，就醫、看診、檢查、治療……除了最後住進安寧病房的那幾個星期，老爸幾乎天天載著老媽往返家裡和醫院，可說是時時刻刻陪在媽媽身邊。

也因此，老媽離開之後，老爸頓失生活重心，整個人變得很沒勁，幾乎天天窩在家裡足不出戶，有時候我看不下去，好說歹說的要他跟著我外出走走，他也總是再三拒絕，就算偶爾實在拗不過我，勉強跟著出門，也都選擇坐在副駕駛座，把開車的任務丟給我。

媽媽走了一陣子之後，有一天我赫然發現老爸衰老了許多，以前跟他一起開車時，他對台北的路超熟，總是能告訴我怎麼走比較順暢；老媽走了之後，他卻不時迷路或繞了遠路。才幾個月沒開車，台北對他來說彷彿變得非常陌生，原本堪比專業計程車司機一樣的認路、記路能力，好像被硬生生抽空一樣的消失殆盡，很讓人擔心。

我跟老爸說這樣不行，開始鼓勵他要像以前一樣，沒事就開車出門兜兜風，找回掌握方向盤的那種熟悉感，這明明是他一向擅長又喜歡的事情，不應該捨棄。但他對我的提議不置可否，雖然知道我是出於關心，但還是完全提不起勁兒。

後來我心想，老爸的車子也開了好多年，不如幫他換台新車，也許他會因此產生動力，願意多出門走走。

剛開始找他去看車時，他的興致並不高，只是不想澆我冷水，所以跟著我和孫子，老、中、青三代在週末時出門去看車、試車。我們祖孫三人看了好幾個不同廠牌的車子，但都沒有老爸中意的，他原本提議去他愛用多年，開起來駕輕就熟的廠牌經銷商，看看有沒有適合的車款，但結果還是沒有找到喜歡的標的。

這樣也好，我心想，換車本就是為了讓老爸從老媽離開的灰暗回憶中走出來，如果又買同一個廠牌的車子，可能會因為太過熟悉，反而容易讓老爸一坐上駕駛座，就想起載著老媽前往醫院的那些日子，這樣就失去讓老爸換車的目的了。

有一天，我忽然想起之前曾經跟他買過車的業務友人，現在正在一家代理進口車的公司服務。那個人老爸也認識，不如帶著老爸去找他聊聊，看看他有沒有什麼好的建議。

老爸見到相熟的業務友人很開心，短暫敘舊之後，友人推薦了一個車款給老爸，果然是對我們很了解，老爸對於他介紹的車子，似乎有點心動，當友人問老爸要不要試開看看時，沒想到老爸居然一反常態的說：「不用了，拿單子來，我簽一下。」

我一頭霧水，猜想是不是因為當時外頭正好下大雨，老爸懶得試開，才會直接下訂。雖然老爸的果斷出乎我意料之外，但想到老爸難得答應得這麼爽快，應該是真的很中意這輛車，這或許是老爸人生中做過最豪邁的購物決定，所以我也二話不說，立刻幫老爸買單。

訂了新車的老爸，好像突然回魂一樣，不但整個人有活過來的感覺，看起來也像是年輕了十幾歲，頭腦又靈光起來，那個手握方向盤，在路上風馳電掣，方向明確，信心十足的老爸，總算回來了。

當時我心想，等老爸拿到新車後，我應該帶著兒子跟老爸，祖孫三人一起去創造更多新的體驗，用新的歡樂記憶，取代老爸那段開車載著老媽就醫的感傷記憶，讓老爸從老媽離世的哀傷中走出來，找到生命的動力，也找回生活的樂趣。

入住我們一起看中的房子，多希望老媽也在這裡

媽媽過世大約一年後，我和老爸決定把全家住了好多年的透天厝賣掉，舉家從中壢搬到台北。

我小學畢業後，全家才搬到中壢定居，前三年一家三口住在中原大學的教職員宿舍，直到我上高中那一年，才終於有了自己的房子。不過，我在爸媽買的第一間房子裡只住了一年，高中重考後，因為跨區就讀的關係，後來幾年都就近住在台北，一直到大學畢業，都沒機會住在家裡，只有週末或寒暑假期間，才會回家小住。

大學畢業後沒多久，我就去美國攻讀博士，在美國一待就是五年多，直到二〇一三年拿到學位後才回台灣生活。婚後我們夫妻選擇跟爸媽同住，一來，住處離工作地點很近，二來，我重考高中之後，就沒什麼機會跟爸媽一起生活，所以也希望能多點相處的時間。

因為要和老爸老媽同住，所以商量後爸媽決定換個大一點的房子。考慮的結果，買了一間在中原大學附近的透天厝，如此既能和老爸老媽就近相互照應，也能有各自獨立的生活空間，應該是比較理想的安排。

新買的透天厝，位於老媽一直很喜歡的社區，整體環境都不錯，住起來很舒服。只是，隨著爸媽年紀漸長，老媽退休之後未必得住在中壢，家中成員的生活型態也陸續有些變化，再加上老媽癌症復發後，上下樓梯變得愈來愈吃力，而且三天兩頭就要到台北就診，於是我們開始思考，或許是更換居住環境的時候了。

原本的透天厝雖然空間比較大，但似乎不再符合我們當下的需求，反而是有電梯、有管理員的大樓式住宅，可以全家人都待在同一層樓的房型，才更適合我們的生活型態。

因為工作的關係，我待在台北的時間大量增加，幾經考量，全家人都同意遷居台北應該是比較理想的安排。所以，在老媽癌症復發之前，我們就去看了一個新店的建案，那時候大樓還在施工，房屋也還在預售階段。

那次媽媽跟著我們一起去看房子，看了之後她也很喜歡，還想著如果真能搬到這裡生活，一定是件很棒的事。只可惜在我們看完預售屋，正在考慮要不要買下來的時候，就發現老媽的癌症復發了。在那之後，我們根本就沒心思再去考慮買房子、換房子的事情，而這間我們一看就很中意的房子，也就被我們拋諸腦後，久久都未曾想起。

媽媽剛過世時，我和老爸還住在原本的透天厝裡，家中很多空間在老媽離開之後，使用機率大減，大多數時間都處於閒置狀態，真正會用到的範圍其實很有限。不過家裡充滿著媽媽生活的痕跡，就連空氣中也隱然飄著媽媽的味道，不時就會讓我想起老媽和我們在裡面度過的分分秒秒，而這也提醒著我，未來的日子她再也不會出現。不知道是不是心情使然，我們總覺得屋內的空氣好像一直是靜止凝結的，所以那段時間，只要待在家，我的心情總是很低落。

考量爸爸腿力大不如前，而且我們其實用不到那麼多空間，要維持整理大房子的環境清潔也並不容易，再加上白天大家在外面工作、上學，老爸一個人待在冷冷清清的屋子裡，對他的心情和身體都不是好事。最後一點，或許是最重要的原因，我和老爸都覺得需要換個環境，讓人生重新出發。原本的房子充滿太多關於老媽的記憶，彷彿處處都能看到她的身影，我和老爸在那棟透天厝裡穿梭，只會一再感受到家裡少了一個人的落寞和悲傷。

人生的許多安排，好像是冥冥中早已注定，我們後來遷居台北所買的房子，就是媽媽生前唯一跟我們一起去看過的那家建案，也就是現在我們住的地方。

在媽媽離開幾個月之後，我和老爸決定搬家換房子。就在我們四處尋找合適的物件時，正好看到當初跟老媽去看的那間房子居然還沒賣掉，我和老爸都有一種「眾裡尋他千百度」的感覺，好像命中注定一樣，那間房子一直在等著我們，或許老媽當年就已經認證，早已替我們找到理想的居所，所以我和老爸很快就決定買下這唯一一間老媽跟我們一起看過的房子。

現在的住家，雖然沒有以前大，但整體設計比起先前的房子要好很多，又因為位在高樓層，所以窗外的景觀很遼闊，特別是夜景，非常迷人。有時候忙了一整天，坐在客廳休息時，總不禁會想到老媽，如果她也能跟我們一起住在這個房子裡，不知道會有多開心。

想到她一生辛勞，為了這個家付出所有，卻沒機會和我們一起見證現在的生活，根本沒過上什麼好日子，就不免傷感起來，覺得非常遺憾。

只有你能告訴我，兒子有多像小時候的我

一位父母都已經過世的朋友曾經跟我說，如果有兄弟姊妹，就有人可以一起分享對離世父母的思念，因為一起長大的手足，對父母有很多共通的

認識與了解，也有很多共同生活的記憶。朋友說自己原本跟姊姊的感情很疏離，但在父母離開後，因為經常聊起對父母的共同記憶，反而讓兩個人變得親近起來。

只可惜我是家中獨子，沒有兄弟姊妹，所以很難找到人可以跟我聊老媽。

偶爾，我從鏡子裡會看到自己跟老媽有些很相似的神韻或表情，如果我有姊姊或妹妹，也許她們看起來會跟媽媽更相像。好幾次我在叨唸老爸的時候，不小心看到鏡中的自己，都會以為是我媽在唸我爸，就連語氣和口吻都那麼似曾相識。有一次我甚至當場愣住，以為說話的人是老媽，但明明發出聲音的人就是我自己。

以前老媽在唸老爸的時候，我總是會在一旁緩頰說：「唉呀！不要再唸他了啦！老爸就是會幹這種蠢事。」沒想到老媽走了，換我唸起老爸，才發現我居然跟老媽那麼像。偶爾跟老爸講話，也不時會從老爸的眼裡，看到他以前望著老媽的神情。林林總總，都是我們對老媽的思念。

除了老爸和我，有時候兒子的言行舉止，也會讓我看到某些老媽的影子，不時感覺兒子有些講話的方式，怎麼那麼像他的奶奶，讓我內心忍不住吶喊：「啊！這個好像老媽喔。」有時候兒子跟我講話，也好像我在跟老媽對話一樣，我常會忍不住的想：「天啊！兒子這個樣子好像我喔！」每次這些情境出現時，就只有我自己才會感覺得到，老爸不像我這麼敏感，比較不會察覺這些時刻。

兒子有時候會幹一些調皮搗蛋的事，當時的行徑和表情，總讓我彷彿看到小時候的自己。記得他第一次看到海，居然興奮的衝進海裡玩，一把抓起沙子的動作，簡直跟我小時候一模一樣。

兒子只要遠遠看到我或老爸，就會興奮的飛奔過來，跟我們打鬧，小男生總是調皮搗蛋，我想起媽媽也說過，小時候我每次看到舅舅，就會衝過去跟舅舅玩鬧的調皮模樣，如果老媽還在的話，她一定會說：「這根本跟你一模一樣啊！」

每每看到兒子可愛又調皮的模樣，就會忍不住希望老媽還在，可惜世界上唯一能夠跟我一起感受這種心情、分享這種情境的人已經離開了，再也沒有誰可以和我一起認證兒子那些無師自通的小把戲和小聰明，跟他的老爸究竟有多麼相像。我相信老媽如果看到孫子複製了兒子的古靈精怪，一定會露出心滿意足的微笑。

第 9 章

留給遺憾

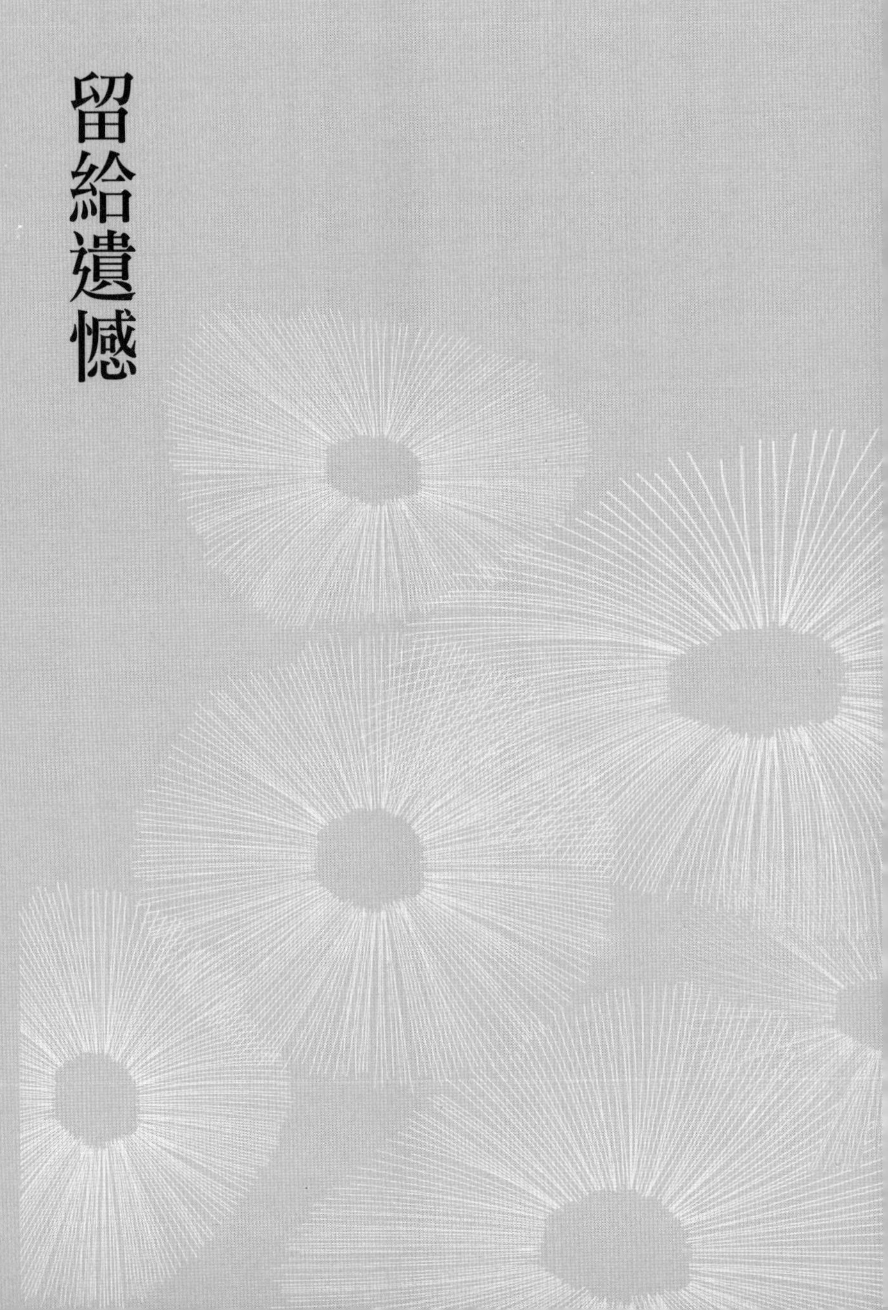

我不知道怎樣才算是真正從媽媽離開的悲傷中走出來，
對我來說，媽媽離開得太早，
而我和她的生命連結如此緊密，
或許我一輩子都不會真正走出這個傷痛，
所以我只能學著和這些心情共處。

媽媽，我好想妳

老媽走了之後，我試著讓自己的生活回到常軌，善盡自己的責任，照顧好身邊的人。我以為自己已經慢慢從悲傷中走出來，可以把思念老媽的心情收拾好，直到有一次去警廣接受訪談，我才發現並不是這麼一回事。

當時適逢母親節，訪談結束後，主持人邀請我在空中跟媽媽說幾句話，當時我告訴主持人，我的媽媽前兩年過世了，不過主持人說，即使媽媽過世了，還是可以趁著這個機會，透過節目表達對母親的心意，跟聽眾分享想念媽媽的心情。

原本我以為自己可以如常的講完想跟媽媽說的話，沒想到才講不到十秒，難過傷心的情緒突然一湧而上，我居然無法控制的哭了起來。一個成年男子就這樣像個三歲小孩一樣，哭得一把鼻涕一把眼淚，一旁的工作人員看了頓時傻眼，又因為是現場直播，我那突如其來的激動情緒，就這麼毫無修飾的放送出去，整段話說得零零落落，辭不達意，還在大眾媒體上失態。好不容易平復情緒之後，我對主持人、工作人員和聽眾都感到十分抱歉，我壓根沒想到自己怎麼會這麼失控。

其實早在媽媽過世後一年多，我就有了撰寫此書的構想，但我坐在桌前提筆寫作，一篇不過一千五百字的序言，居然好幾天才寫完，過程中塗塗改改，每回都只能寫一小段，一共耗了八、九個鐘頭才勉力完成。

當我想起老媽，想到從小到大和她相處的點點滴滴，到後來她生了病，我們陪著她一關又一關的嘗試，面對一次又一次的挫敗。幾十年來我們共同創造的那些快樂的、美好的、糾結的、悲傷的回憶，太多事件與畫面在腦海裡翻攪，我的思緒紛雜，心情激動，使我難以處在寫作時需要的平靜狀態，幾度必須停筆，等待情緒稍微平復後，才能再繼續動筆。

白天我不可能有機會寫這些東西，通常都是晚上十一、二點，夜深人靜時，我才能好好坐下來寫點什麼，但只要一想到那些畫面，我就很難保持平和，雖然勉強可以寫出幾個字，但實在無法充份表達我真正的感受，尤其是陳述內在情感的部分。每次隔天回去重讀前一晚寫的內容，總會覺得有些跳躍凌亂，又有點辭不達意，必須來來回回，一改再改。

因此本書的撰寫過程，對我而言，除了極度耗能，更像是要撕開表面結痂，但裡面還在發炎的傷口，一次又一次感受強烈的痛楚，以及不知何時得以康復痊癒的茫然與恐慌。

我知道要療癒內在傷口，這恐怕是難以避免的過程，但當我回想那些點點滴滴，常常會感覺痛苦不已，甚至會情緒崩潰到放聲大哭，必須去做點別的事情，好轉移注意力。

媽媽的離開讓我這麼難過的原因之一，是我一直後悔自己沒有足夠的時間好好陪她。雖然直到上台北讀高中之前，我一直住在家裡，但媽媽的工作忙碌，我的課業也很繁重，所以母子倆真正有品質的相處時間並不多。

高中後離家就學，只有週末才會和爸媽相聚。大學第一年去花蓮讀書，回家的頻率又更低了。大學畢業後我出國讀了五年書，好不容易回台灣任教，才得以跟爸媽同住，不料，沒多久媽媽就生病了。可以說自從懂事之後，我跟老媽生活在一起的時間真的很有限。

雖然我回家的機會不多，實際使用的頻率很低，但媽媽一直把我的房間保持得乾乾淨淨，我可以感覺媽媽很希望我能經常回家，所以把房間維持得那麼好，這樣無論我何時回去，都能住得舒舒服服。

現在回想起來，當年沒能經常陪在媽媽旁邊，有機會相處時又難免產生摩擦，母子倆開開心心在一塊的時間說起來並不多，不免讓我感到遺憾不已。現在只要想到這個，還是會讓我一秒掉淚。

媽媽過世之後，我努力讓生活如常進行。不知道為什麼，那段期間也是我開始接到比較多媒體通告的時候，當時我跟媒體還沒那麼熟，也沒有那麼常上節目，但是只要有邀約，我都會盡量答應。

那個時候，也有些來自綜藝節目的邀請，雖然有點勉強，但我事前就會告知節目單位，因為母親才剛過世，所以我可能很難太過開心。他們也都能體諒，如果還是希望我參加，就會告訴我只要盡力就好，不必勉強做效果。

說真的，我也不懂為什麼自己還是去參加錄影，我想一方面是我需要轉移注意力；另一方面，因為當時有很多節目都是第一次跟我接觸，我覺得這是難得的機會，一旦拒絕了，說不定就再也沒有下次。加上老爸也很支持我，他說媽媽已經過世了，工作歸工作，人生還是要繼續，既然上大眾媒體被更多人認識，是我推廣毒物教育普及化要努力的方向之一，那就盡力把工作做好。

說真的，隨著時間流逝，如果不是因為要寫書，老媽離開我之後，只要不去想，感覺起來好像已經不會再帶來任何影響。白天總有很多事情等著我去處理，每天的行程都排得很滿，工作很忙，沒有餘裕留給情緒，也沒有什麼時間去想起這些事，只有偶爾夜深人靜時，一個人想念媽媽，那些被壓抑下來的情緒，才有機會流洩。

我不知道怎樣才算是真正從媽媽離開的悲傷中走出來，對我來說，媽媽離開得太早，而我和她的生命連結如此緊密，或許我一輩子都不會真正走出這個傷痛，所以我只能學著和這些心情共處。

被傷心突襲的時刻

為了等待香港的親友來台，媽媽的告別式安排在她離世二十多天才舉辦，當天有不少人特地來送老媽一程。

家祭和公祭的過程中，傷心、不捨、掉眼淚自然是免不了的，但最讓我難過的一刻，並不是在蓋棺，或遺體火化前大聲叫喊，提醒老媽趕快跑開的時候。我哭得最激動、最傷心的時刻，是在典禮開始前，大家排隊準備致哀，我站在家屬答禮的位置，跟每位來賓鞠躬時，一抬頭看到岳母牽著兒子走進靈堂的那一刻。

我看著岳母牽著兒子走進來，找到位置坐下來後，兒子睜著黑白分明的大眼睛，好奇的直視著台前嬤嬤的遺照。當下我突然想起小時候媽媽也總是這樣牽著我，想到曾經牽著我的那雙手，已經永遠鬆開，這一秒我才意識到，老媽是真的撒手人寰，離開我了。以後再也沒有誰會像她一樣，永遠在我墜落前就伸手拉住我，在我需要陪伴時，總是牽著我的手。想到這裡，我真的覺得心好痛，這是我在整場告別式中，哭得最傷心，感到最難過的片刻。

雖然現在想到媽媽，還是有很多回憶歷歷在目，許多畫面依然生動清晰，但另一方面，隨著時間流逝，我也擔心記憶中老媽的樣子，會變得愈來愈模糊。

時間的確是最好的止痛藥，老媽過世一段時間後，我不再像她剛離開時那麼愛哭，只有偶爾在某個情境下，不小心想到我和老媽一起經歷的某個事件，或去過的某些地方時，才會突然被傷心襲擊，感覺喉嚨一緊，鼻頭一酸，淚水不由自主的掉下來。

最明顯的就是走在中原大學裡，很多角落都有我與老媽相處的記憶，特別是學校的行政大樓，有幾個特定樓層，如果必須去洽公，我也會盡量快閃，不讓自己久留，因為那些地方充滿了媽媽的影子，總讓我觸景傷情。

媽媽留下來的東西並不是特別多，她離世後，過了一陣子，我和老爸才著手整理她的遺物。我們都認為老媽會希望物盡其用，所以有些狀況還不錯的衣物，就送給親近的家人朋友，比較陳舊或不堪使用的東西就一一回收。

老媽所有遺物中，唯一讓我一直留在身邊的，就是她的手機，自從老媽最後一次使用，直到電力耗盡，我們都沒有再次充電，我猜想如果連上WiFi，很可能會跳出一大堆未讀的訊息，但直到今天，我都沒有勇氣開機，更沒有勇氣去讀那些收件人永遠讀不到的訊息。

如果能再見到你，我想跟你說……

每次看著兒子，我都好希望兒子有機會可以跟嬤嬤多多相處。我結婚幾年後好不容易才有了孩子，所以老媽抱孫子的時間有點晚。兒子出生前，我的表姊和表弟都已經有了小孩，所以舅舅、阿姨早就當了祖父、祖母。當時老媽雖然很想抱孫子，但又不想給我們太多壓力，要是可以早幾年生小孩，老媽就能有更多時間跟孫子相處，我相信她會更開心，而孫子也可以對嬤嬤有更多共同的記憶，留下更深刻的印象。

有個朋友問我，如果有機會再次見到老媽，我有什麼話想跟她說？我沒有想過這種可能，所以當下沉思了很久。後來我發現，自己第一時間很可能什麼話都說不出口，只會緊緊的抱住老媽，太多話想說反而無法好好表達，也許一切盡在不言中。

不過，事後我再問自己這個問題，心頭浮現的第一句想跟老媽說的話，竟然是要老媽多吃一點（笑）。或許重新再來，我依然渴望老媽能夠成功擊退癌症，所以心心念念就是要她把身體養好。

說真的，如果有機會再次看到老媽，而且是沒有生病的健康模樣，我也不知道該跟老媽說什麼，雖然我覺得能表達的好像都已經表達了，但又好像並不盡然，那些放在心裡說不出口的話，像是「媽媽，我愛你」，就算是現在，我依然很難自如的想說就說。

現在想到老媽，傷心和開心的情緒其實一半一半，每每想到我們一起度過的開心時光，我就會忍不住想，要是她能活得再久一點有多麼好。

我最常想到她的畫面，是我每年生日時她為我慶生，唱生日快樂歌給我聽的樣子。我一直都知道，身為她唯一的孩子，老媽的生命重心可以說都在我身上。

我相信老媽在天上，一定都知道我目前的生活狀態，所以見了面，我也不必跟她報告近況，反而是我很想知道她過得好不好。我也會想問她，我們何時能再相聚，此外，對於老媽現在所處的那個世界究竟是什麼樣子，我也感到非常好奇。

其實，從媽媽過世到現在，我一直沒有找到一個安靜的、安全的機會，好好安放自己從媽媽生病到最後離開所累積的種種情緒，就算每天獨自從醫院開車回中壢，在車子裡哭的那幾十分鐘，也不是能全然放鬆的狀態。

雖然我知道那些一再往內藏的情緒，需要拿出來好好整理，但一直到現在，好像都沒有機會去做，頂多在母親節或我的生日、媽媽生日的時候，寫點心情短文，隻字片語，其他大多數的時間，我就好像一個旁觀者一樣，習慣性的把感覺抽離，無論是想念、悲傷或懊悔，都先把情緒收到那個很大很大、深不見底的抽屜裡，以後再說。

謝謝你，讓我開始學習對世界柔軟

說實在話，我和媽媽的相處，並沒有太多心靈交流。即使知道她即將離開人世，有很多話想跟她說，也很感謝她的養育之恩，還有一直以來毫無保留傾注付出的愛，但我實在無法用語言表達。

事後我一直在想，如果當時能夠跟媽媽多一些心靈上的溝通，一定會更圓滿。只可惜我當時不太知道要怎麼說、該怎麼做，或許就是因為平常缺乏練習，無法好好表達自己的內在感受，所以我完全不懂怎麼具體化。直到現在想起那些來不及為老媽做的事、沒能親口跟她說的話，還是讓我覺得很可惜。

記得在媽媽過世前的兩三天，有一晚她的精神特別好，跟我說了不少話，但內容不外乎交代存摺、印鑑、重要文件放在什麼地方，還有存款、帳戶、密碼等各種生活事務。至於她有什麼內心話，是不是對死亡感到害怕，又或者對於她這一生有什麼想法或感受，是不是覺得無憾，完全都沒有提及。

我曾經想過開口問她後事該怎麼安排，又怕她會因此失去信心，所以直到最後，我都不知道老媽的想法。事後想想，沒能在她清醒時，讓她表達自己的需求或是內心的感受，實在有些不應該。

因為媽媽的離開，我很明顯的看到自己對於表達內在感受的困難與障礙。我是一個很難展現自己內心真正情感的人，尤其是柔軟脆弱的感受，這個缺點對我人生的不同關係，自然帶來負面影響。人與人的互動往往是互為因果的，自己很難做到的事，對方也容易產生一樣的困難。也就是說，如果我很難放鬆，和我互動的人也會很難放鬆。

這種彆扭的個性，我跟老媽都一樣，我們可以為心愛的家人付出很多很多，卻很難在家人需要安慰時，擠出一句溫柔的好聽話。也許用行動來展現自己的柔軟，我們還勉強可以做得到，但要說出來就真的很困難，真的會很卡、很糾結。

媽媽住在安寧病房那段期間，我每天晚上去看她，她常常會跟我提到某一天我在哪個節目上的表現或應對不夠好，不時還會責怪我講起話來怎麼零零落落，一點都不流暢，有時候實在被她唸得好煩。老媽講話就是這樣，一向非常實在，過份實在，即使人都住到安寧病房了，對兒子的表現還是不假辭色的給出批評。雖然她是希望我好，但一針見血的指正，有時候聽起來好刺耳，真的會讓人招架不住。

雖然我覺得老媽這樣很不可愛，但我其實跟她非常像，我也是一個很難表達情感的人。

我一向不太會說好聽話，也不太懂得說甜言蜜語，即使是面對最親近、最在乎的人，要我說出「我愛你」這三個字，就好像要我吞下砒霜一樣困難。所以在媽媽最後那段非常需要細心呵護、溫柔照顧，需要輕言暖語安慰的時候，我根本不知道該怎麼面對。

每次想要講些好聽話來安慰老媽，說出口的總是習慣的責備性口吻，像是：「唉呀，你怎麼都不吃，你怎麼都不聽話……你要多努力啊！你要堅強啊！」像是在指導媽媽該做什麼或不該做什麼，卻沒有跟媽媽說過：「你很棒啊！」「你加油啊！」「我們全家人一起陪著你！」「我們愛你啊……」這一類讚賞、貼心、體己的溫言軟語。

從小到大，每當我察覺到老媽比較脆弱或是需要安慰擁抱時，我總是下意識的裝傻逃開，最常見的就是她在抱怨老爸偷懶，不求上進的時候。

每次老媽只要看到老爸躺在沙發上，就會不開心的抱怨發怒。長大後我才明白，老媽的那些情緒，也許只要一句安慰或感謝就能安撫。如果有人能夠告訴她，她不必一個人扛著那麼重的擔子，或是謝謝她一直以來對這個家的付出，應該就可以讓她放鬆下來。

只可惜我當時不懂這個道理，所以有時老媽在叨唸老爸，我內心雖然感覺她好像需要被安慰，但是另一方面，我又會覺得這是她自己選的老公，她只能為自己的選擇負責任。所以，我不但沒能安慰老媽，還會自以為是的站在老爸的立場幫他說話，也難怪老媽聽了之後會那麼氣餒又氣結。

這也是為什麼我說我跟老媽一樣，都不是懂得表達柔軟的人，不懂得在別人需要安慰的時候，溫柔的撫慰人心。雖然這可能是因為我們很容易害羞而不知所措，但另一方面，也是逃避和偷懶的緣故，才會長久以來都沒有從個性不夠柔軟所造成的挫敗中，有所學習成長。

媽媽過世後我經常在想，如果當初我可以更放鬆的表達自己對媽媽的情感，她也許會得到更多安慰。雖然我覺得老媽知道我真的很愛她，但錯過親口告訴她的機會，還是讓我的人生留下一個永遠的遺憾。

我覺得自己之所以說不出「我愛你」，是因為我一直極度謹慎的表達內心情感，每次要吐露真心，我的情緒都會無法控制的有些激動。因為對我來說，那是如此神聖又重大的承諾，就像是把最內在、最軟弱、最核心的自己，毫無保留的在對方面前揭露，光想到這些就讓我充滿不安。

再加上身為老師，日常的工作就是跟學生上課，所以和家人、朋友對話時，經常不自覺的好像在課堂上說教。這或許是一種自我設定，告訴自己一定要看起來很好，一定要有問必答，不能輕易展露自己脆弱或不知所措的那一面。長期披著這層保護衣，時間久了，就很難在需要的時候卸下防備，好好說出內心感受。

個性溫和的老爸也是一樣，他很少說什麼重話，但對於表達真心，也不太習慣，總是會有點不好意思。每次我跟老爸去墓園看媽媽，都會看到不少人對著先人的遺照說出內心話，但我和老爸卻不太會那麼做，總覺得有些尷尬，所以即使心裡有什麼話想跟媽媽說，也都是在心裡默唸，以免被旁人聽見。

我真心希望自己可以變得更感性、更柔軟一點，不要一直那麼堅毅剛強。有時候我真的顧忌太多，雖然這多少是天生性格的問題，但我覺得透過練習還是可以慢慢做得好一些。

或許隨著年歲漸長，又經歷了老媽離開帶給我的體悟，我多少可以比較成熟的看到自己的問題，也願意做出改變，我相信只要開始去做，慢慢就會有進步。

老媽生病前，我幾乎不曾主動擁抱她，所以現在我真的很後悔，如果有事沒事就給她一個大大的擁抱，想必會有很大的不同。

也因為這個原因，我現在經常給兒子抱抱，有時候我要出門，小朋友還會站在門口一直賴在我懷裡，要我多抱他一下。我告訴自己，以後就算兒子長大了，我還是要常常擁抱他。我打定主意，要成為那種讓兒子在我面前感到自在，可以輕鬆表達內心感受的父親。

對於老爸，我也一樣開始試著去做。有一天下班回家，看到老爸一個人坐在客廳，我忽然跑去大力的擁抱他，老爸一臉狐疑的看著我，想說我是哪根筋不對勁，問我：「你幹嘛？」我有點不好意思，輕輕朝他肚子一拍，然後裝做沒事趕快跑掉。老爸雖然覺得有點突兀，但臉上的表情卻很開心，對我來說，這已是一大突破。

不留遺憾的成為我自己

媽媽走了之後，我在生活上變得更自我，以前她對我多少有一些約束力，不是叮嚀我要準時吃飯，就是要我不要太累。雖然被唸得有點煩，但現在卻好懷念那些有媽媽在身邊嘮叨的日子。

我一直是個聽話又貼心的小孩，總是不由自主的去滿足旁人的期待，而忘了自己真實的需求。我很不喜歡衝突之後的尷尬，所以只要不是太誇張，我總是選擇盡量滿足別人。到後來，甚至別人都還沒有做出更進一步的要求，我就會主動回應對方隱而未宣的需求。

就像我以前知道如果不照著媽媽的意思去做，她就會表現得極度失望或傷心，讓我產生強烈的罪咎感，最終還是會乖乖照做。久而久之，我變得會主動揣測老媽的心思，預先做出她希望我做的選擇。

我個性上的體貼，既是優點，也是缺點。

媽媽走了之後，我人生想要做出的較大調整，或說改變，就是不留遺憾的成為我自己。想做什麼就去做，不要再自我設限，也不要因為太在意別人的觀感，放棄自己想做的事。我不想跟媽媽一樣，一直活在別人的眼光中，很多想做的事都不敢做，最後徒留遺憾。

過去這些日子，我覺得自己已經開始有些改變。

以前我總是很在意別人的看法，如果有什麼想做的事可能得不到家人朋友的支持，不用等他們出聲反對，我就會先跟自己說這個不行、那個不行，根本不需要別人阻止，我就會自己先阻止自己。時間久了，我好像不太清楚自己真正想要的是什麼，可是那些被壓抑的內在渴望，並非不存在，只是沒有想起來而已。

我的行為模式跟媽媽很像，她一生都在照顧別人，忽視自己的需求。老媽走了之後，我告訴自己，一定不要重複媽媽的生命模式。所以我開始學著把焦點拉回自己身上，相信如果我的快樂是發自內心，真正從生活中得到滿足，身邊的人也會因為我而感到滿足。

以前我總是很在意他人的看法，世俗眼光每每讓我在做選擇時很有壓力。未來我想要學著淡化這些外在壓力，雖然做不到完全不在意，但至少可以調整比重，在法理情許可的範圍內，做出更接近自我意願的選擇。

現在的我活得愈來愈接近我想要的樣子，開始可以做一些一直想做，卻沒有去做的事情，好比自行創業成立公司。

當初老媽擔心我壓力太大，又覺得風險很高，所以要我先把教授的本業做好。但創業至今，我對於自己未來職涯的方向，以及想要推廣毒物教育的願景，愈發清晰而篤定，我願意持續深耕努力，看看可以去到什麼地方。

成立公司之後，我花了很多心力經營管理、研發產品，同時也更頻繁的在媒體上曝光，我想用更有效的方式推廣健康無毒的生活方式，透過傳統媒體和社群平台來推廣「毒物教育」。

我從小一直努力滿足媽媽的期待，可能榮耀父母的念頭已經深植在我的潛意識中。直到現在，我還是凡事全力以赴，如果老媽還在，也許會有一些跟我意見不同的地方，但我覺得她終究還是會真心為我感到高興。

媽媽從罹癌、抗癌、到最後離世，整個過程帶給我的除了悲傷，還有很多寶貴的人生體會。雖然那些傷痛可能永遠也無法痊癒，不時會在某個時刻跳出來把我變得很脆弱，但另一方面，我也努力讓自己變得更好，那些曾經承諾媽媽要做到的事情，我會繼續完成。這個過程中，我看到自己還有很多不足的地方，但我相信，只要活著，就可以透過學習，一點一點做出改變，就還有機會為心愛的人和事，帶來新的可能。

最後我想說，永遠都不要以為生命還有很多時間，人與人的相遇、相聚，每一個當下都彌足珍貴。

時間一直在流逝，活著的每一天都是上天的恩賜，請珍惜眼前擁有的幸福，帶著這樣的心情，去迎接與生命中重要他人的每一次聚首。

想說的話、想做的事、想實踐的夢想，不要等下次、等以後，在能說、能做、能落實的時間點，就要去說、去做、去落實，才不會在生命的急轉處，徒留遺憾。

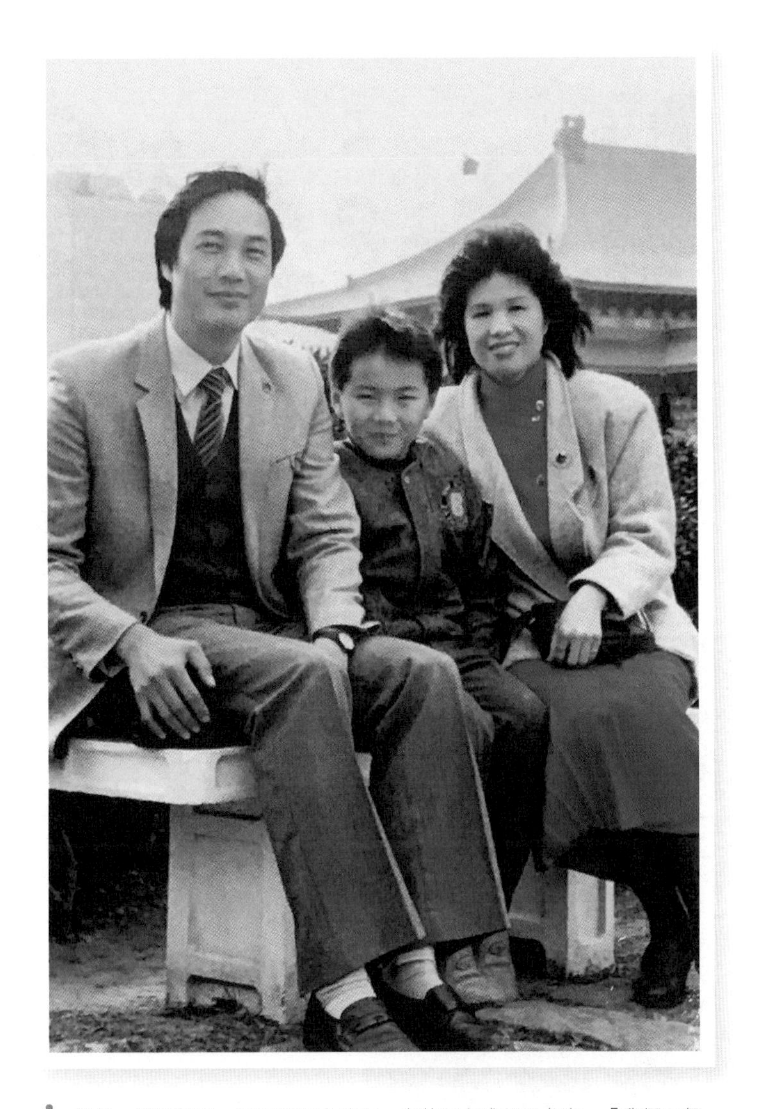

老爸、老媽和我一起去過很多地方，也共同完成了很多事。「我們三個人一直都要在一起」，是我們的信念。

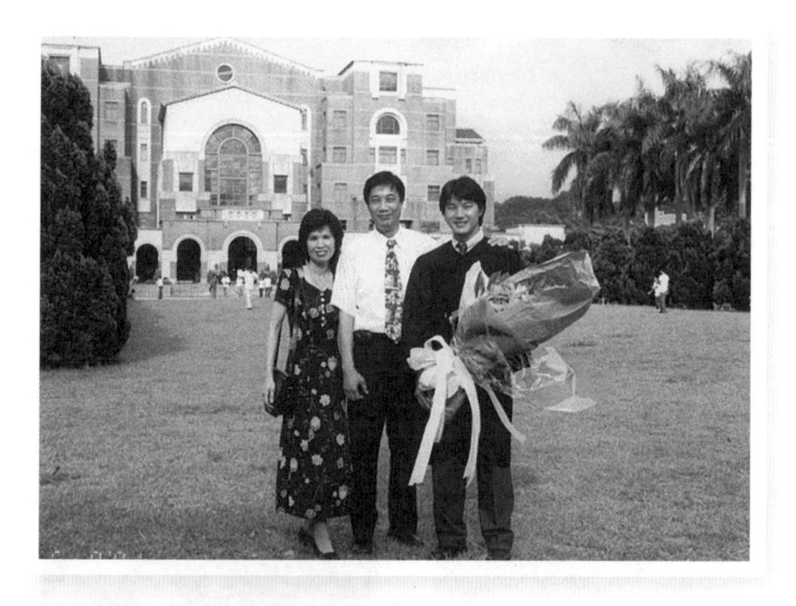

我大一暑假插班轉學考上台大。雖然早知道已經錄取，老爸和老媽還是陪著我去看榜，並且拍照留念。三年後，我從台大畢業時，自然也不忘和他們一起留下這張紀錄我人生里程碑的照片。

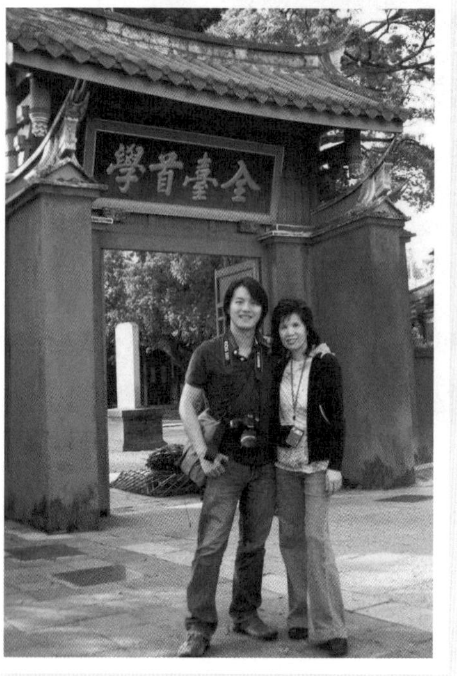

母子倆台南孔廟一遊。媽媽渴求穩定的生活，所以她一直期待我學成之後可以當老師。

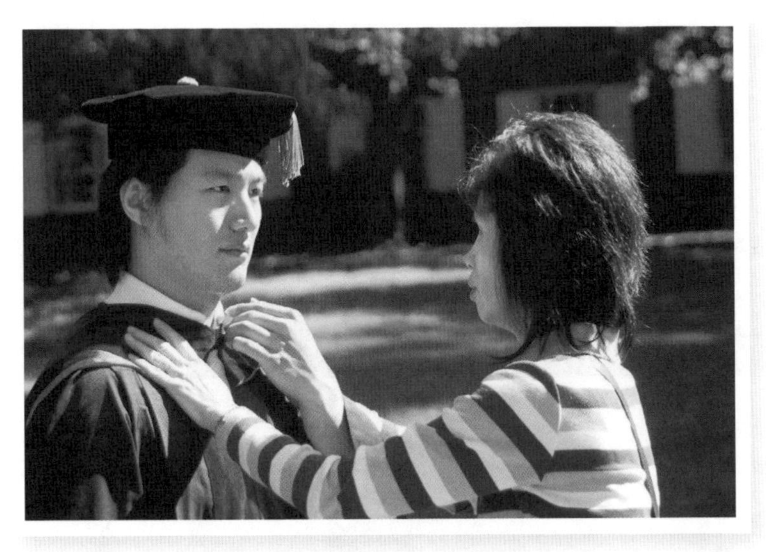

媽媽將我的學業與工作成就視為她這一生最大的驕傲，因此在每一個榮耀的時刻，她都會陪在我身邊，而我也非常樂於和她分享這一切。

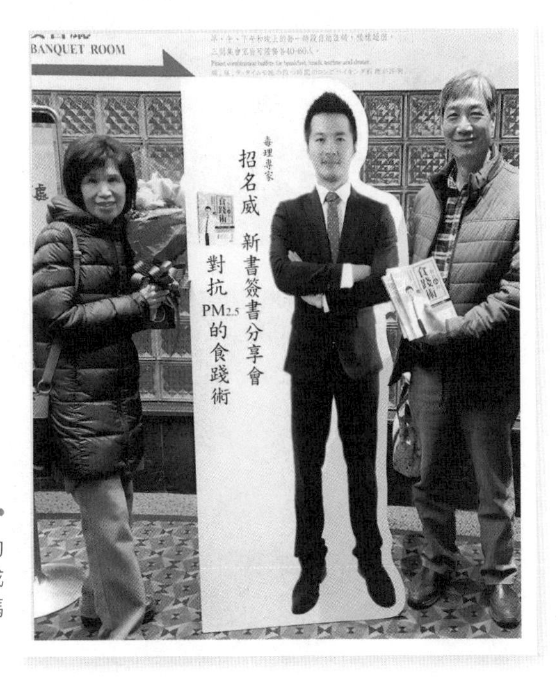

我出第一本書的時候，書裡的食譜是我和媽媽通力合作完成的。我完成食譜設計後，媽媽當天就把菜煮出來。

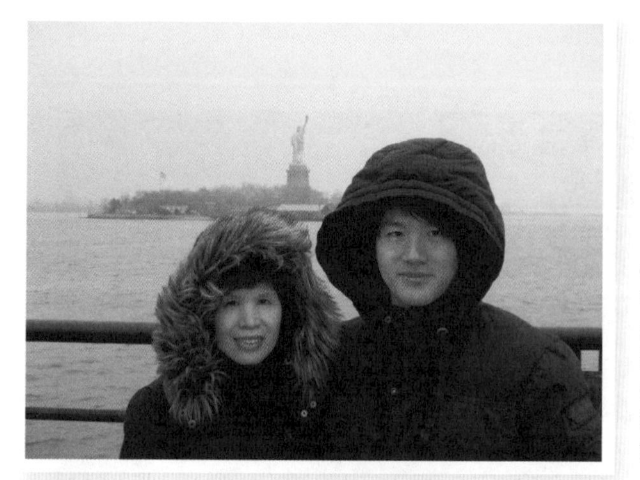

老媽其實很嚮往美國的生活，特別是紐約，有一點時尚，有一點多元文化，但偶而也可以找到鄉村生活，重點是可以遠離台灣的紛擾吵雜。

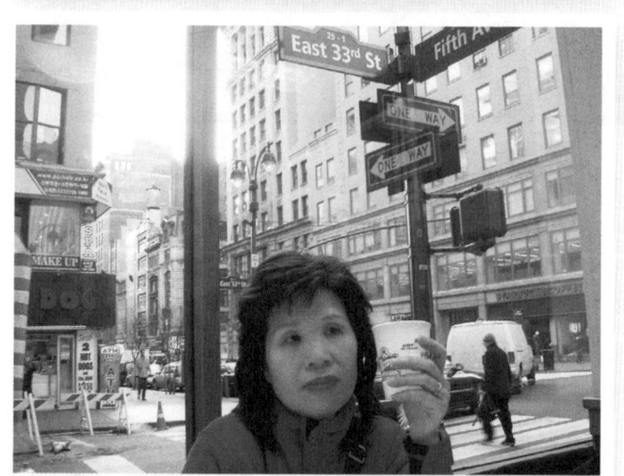

媽媽特別要求我在紐約最繁華的地段為她拍下這張照片，代表她也曾經踏上這個時尚之都。

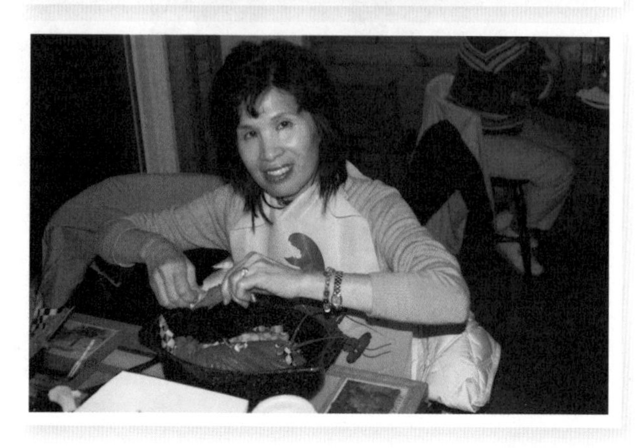

老媽最愛的食物就是海鮮，只要去美國，她就一定會抓著波士頓龍蝦吃不停。

陪孫子長大原本是媽媽退休後最大的願望，從她術後到復發的那一年期間，媽媽確實開開心心的度過了有孫子陪伴的時光。

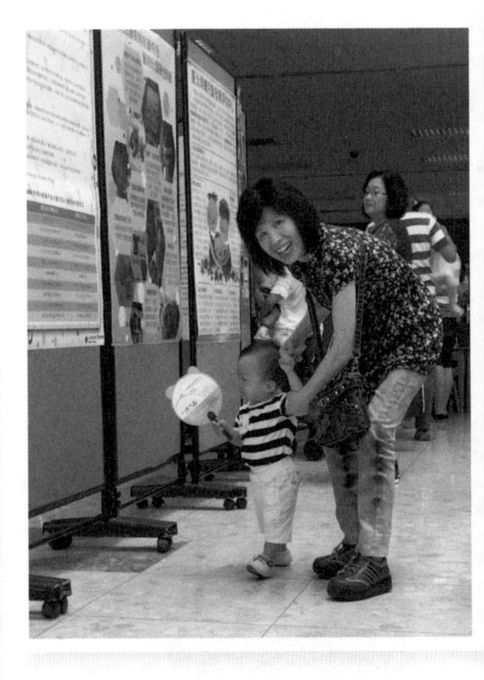

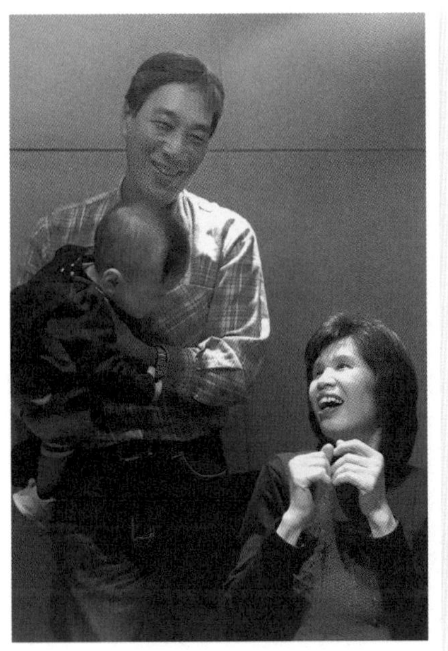

因為生病，媽媽早早離開人世，病間她一直都對沒辦法帶著孫子長大感到遺憾。

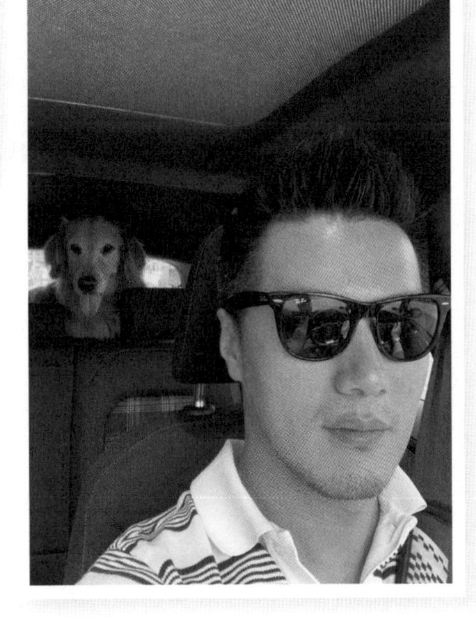

我曾將這張照片放在臉書上，並在貼文中寫著：背後有一金髮男子尾隨。這是媽媽病臥醫院床榻期間，唯一一張讓她看了一直笑的照片。

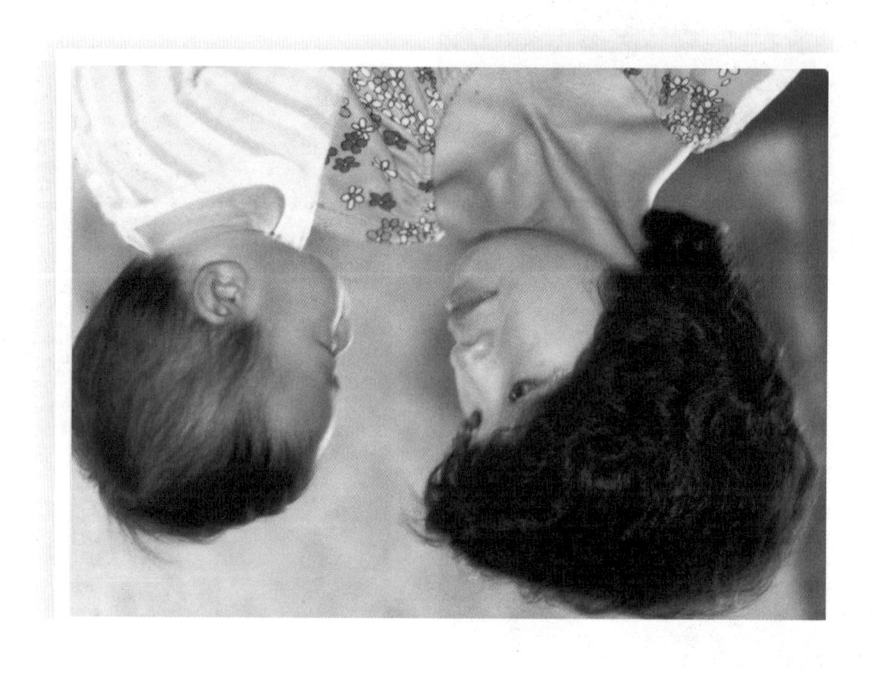

採訪後記

從失敗的故事中得到的真切祝福

廖慧君

記得第一次跟招老師碰面時，老師說，他想分享的是一個抗癌失敗的故事。

當時我心想：「失敗的故事，有人要看嗎？」

招老師說，在陪著媽媽走完抗癌之路後，他才醒覺，那些聲稱成功擊退癌症、重獲新生，熱血又激勵人心的個案，終究是少數。曾經他信心滿滿，相信招媽媽會是其中一人，因為招媽媽的求生意志強烈，家人也全力支持，再加上自己本身所學，讓他比多數人擁有更多資訊和資源。卻沒想到，最後招媽媽的抗癌之役，還是以失敗告終。

招媽媽的離世，讓招老師深陷痛失摯親的悲傷，更對自己明明所學與人體毒物病理相關，卻還是沒能讓媽媽成功抗癌，感到強烈愧咎與自責。有好長一段時間，他鉅細靡遺的回想陪著媽媽抗癌的每一步，有沒有什麼是自己該做卻沒做的事？是否疏漏了什麼細節？為媽媽所下的決定，每一個都是對的嗎？都是正確的嗎？都是最好的嗎……？反覆思索，斟酌再三，他沒有答案。

直到媽媽離開好一陣子，招老師才意識到，媽媽的離開並不偶然，「抗癌失敗」原來才是現今多數癌症患者的共同結局，是多數癌症病人及家屬不得不面對的現實。如果他可以早一點有這樣的心理準備，或許可以平靜的抱持更大的勇氣，在媽媽離開前，好好表達內在真實的情感與對媽媽無盡的感謝；在媽媽離開後，也能好好陪伴傷心的家人親友，並且好好療癒內在受傷的自己。

招老師想記錄的，正是這樣一路屢敗屢戰，最後以失敗終結的經驗。他希望透過真誠的揭露與分享，可以讓許多跟他一樣走過類似歷程，或是仍在其中受苦、等待復原的病友家屬，不要像他那麼驚慌，那麼自責。他更想說的是：我們並不孤單。

接到出版社邀請參與本書的那一日，正好是我大姊不敵癌症而離世的第三天。大姊積極抗癌近七年，我一路看著她痛苦掙扎，直到最後醫師宣告再無機會，只能接受安寧照護，最終在癌症的摧折下，告別至親，離開人間。

我原以為大姊和癌症搏鬥的時間漫長，我應早已做好跟她道別的心理準備；我也覺得在大姊走後，我應當有足夠的勇氣與理性，繼續如常履行自己的人生道路。沒想到，招老師在招媽媽離開後，對於媽媽的強烈思念與對自己的一連串質問，居然像是預言一樣，在日後我很想念大姊時，類似的心情一一浮現。

雖然招老師說這是一個「失敗的故事」，但失敗似乎一向比成功更貼近真實，更平易近人，也更能安慰終究得面對失敗的多數人。很感謝能有機會參與本書的撰寫，這是我得以更深刻認識並了解自我的歷程，是一段身處悲傷中被同理的珍貴體驗，更是一份及時的祝福。

國家圖書館出版品預行編目（CIP）資料

媽媽抗癌失敗了 : 如果時間重來 , 我希望做到的那些事 / 招名威著 . -- 第一版 . -- 臺北市 : 天下生活出版股份有限公司 , 2024.03

232 面 ; 14.8×21 公分 . -- (心時代 ; 6)

ISBN 978-626-7299-17-3(平裝)

1.CST: 癌症 2.CST: 通俗作品

417.8 112010838

心時代 006

媽媽抗癌失敗了

如果時間重來，我希望做到的那些事

作　　者／招名威
採訪撰文／廖慧君
封面暨版型設計／周家瑤
封面攝影／陳弘璋
主編暨責任編輯／吳怡文
行銷企劃／力宏勳
內文排版／立全電腦印前排版有限公司

天下雜誌群創辦人／殷允芃
康健雜誌董事長／吳迎春
康健雜誌執行長／蕭富元
康健出版總編輯／丁希如
出版者／天下生活出版股份有限公司
地址／台北市 104 南京東路二段 139 號 11 樓
讀者服務／ (02)2662-0332　傳真／ (02)2662-6048
出版日期／ 2024 年 3 月第一版第一次印行
定價／ 400 元

ISBN: 978-626-7299-17-3（平裝）
ISBN: 978-626-7299-16-6（EPUB）
書號 : BHHM0006P

直營門市書香花園
地址 / 台北市建國北路二段 6 巷 11 號
電話 /(02)2506-1635
天下網路書店 shop.cwbook.com.tw
康健雜誌網站 www.commonhealth.com.tw
康健出版臉書 www.facebook.com/chbooks.tw

本書如有缺頁、破損、裝訂錯誤，請寄回本公司調換